ANNAS HAIRCARE-HACKS

Anna Strigl:
Annas Haircare-Hacks

© 2023 edition a, Wien
www.edition-a.at

Lektorat: Sophia Volpini
Coverfoto: Lukas Beck
Satz: Isabella Starowicz

Gesetzt in der Neue Haas Unica
Gedruckt in Europa

2   3   4   5   6   —   27   26   25   24   23

ISBN 978-3-99001-657-2

Anna Strigl

ANNAS HAIRCARE-HACKS

101 nachhaltige Tipps und Tricks für gesunde Haare

edition a

INHALTSVERZEICHNIS

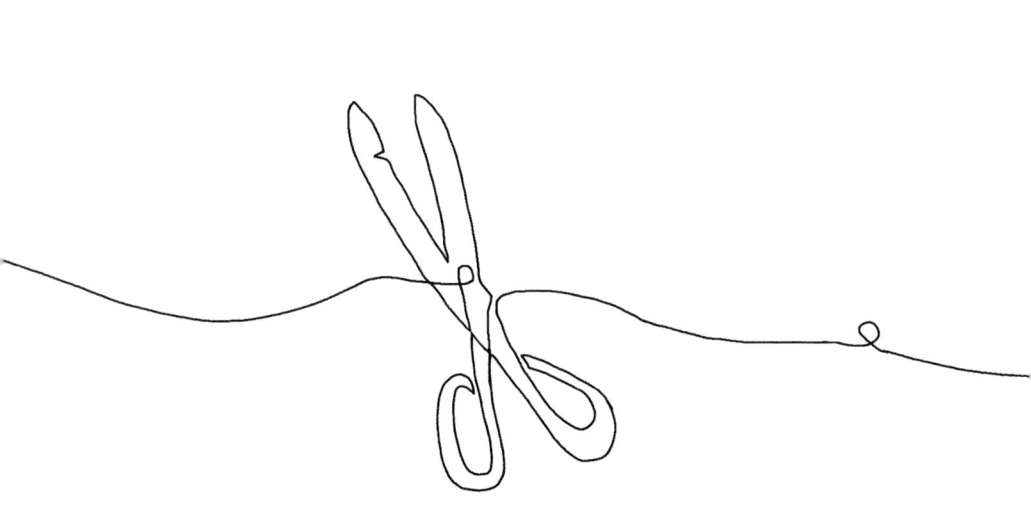

»Wieviel darf ich abschneiden?«, so die Frage der kanadischen Friseurin, als ich mit 18 Jahren vor einer großen Veränderung stand. »Alles«, so meine Antwort. Die radikale Entscheidung, mich von meinen langen Haaren zu trennen und auf einen Kurzhaarschnitt zu setzen, kam nicht von irgendwo.

Meine Haare und ich hatten schon immer eine besondere Beziehung zueinander. Sie gehörten zu meiner Identität, meine Freundinnen beneideten mich schon im Jugendalter für meine Mähne und obwohl ich meine Naturfarbe schon immer mochte, wollte ich in der Jugend etwas herumexperimentieren. Mit Haarpflege, Inhaltsstoffen und Nachhaltigkeit setzte ich mich schon seit längerem auseinander, Färben, das erlaubten mir meine Eltern nie. Ein Grund mehr, es durchzuziehen. Als mein Ex-Freund mir damals auch noch davon erzählte, wie attraktiv er die Sängerin einer damals sehr beliebten Rockband fände und wie sexy ihre orangen Haare nicht wären, gab es kein Zurück mehr. Er forderte mich auf, es ihr gleichzutun und so befand ich mich kurz darauf in einem Drogeriemarkt, besorgte mir zwei Packungen orangefarbener Haartönung und machte mich auf nach Hause. Eine halbe Stunde, viel Kopfhautjucken und eine große Sauerei später war es vollbracht. Leider war von einer schönen, einheitlichen und knalligen Farbe nur wenig zu sehen. Meine Menge an Haaren hatte wohl doch nach mehr als zwei Packungen Färbemittel verlangt und letzten Endes glich mein Look eher dem eines Streifenhörnchens, als dem eines Rockstars. Verzweifelt machte ich mich auf Anraten meiner völlig erschütterten Mutter auf zum Friseursalon in meinem Heimatdorf. Der Friseur sollte das Farbfiasko retten, er sollte einen einheitlichen Orange-Ton schaffen und mir endlich zu meinem Traum-Look verhelfen.

Meine Haare schienen die permanente Farbe anders aufzunehmen als vom Friseur gedacht. Plötzlich war mein Haar knallrot, von Orange keine Spur, nach einem Monat wirkte die Farbe obendrein ausgeblichen und ich war todunglücklich.

EINE FOLGENSCHWERE ENTSCHEIDUNG

Einige Zeit später schloss ich die Schule ab, zog aus meinem Heimatdorf in Tirol aus und machte mich auf den Weg in ein neues Abenteuer. Ein Praktikum in Kanada. Mittlerweile war mein Naturhaar etwa vier Zentimeter nachgewachsen, mein Ansatz war also blond, der Rest ausgewaschenes Pumucklrot. Ich stand vor der Wahl. Entweder begebe ich mich in einen endlosen Zyklus des Nachfärbens und belaste meine Haare weiterhin mit Chemie, die meine Kopfhaut angreift und meine Haare schädigt. Oder ich fange von vorne an.

So fand ich mich erneut auf dem heißen Stuhl in einem Friseursalon. Diesmal in Kanada und diesmal mit einem klaren Ziel. Ich will mein gefärbtes, zerstörtes und in meinen Augen hässliches rotes Haar loswerden. Auch wenn das eine radikale Veränderung bedeuten sollte. Vielleicht war es die Distanz zu meiner Heimat, meiner Familie und meinem Umfeld, oder der neue Mut, den ich durch meinen Umzug nach Kanada erlangte, aber plötzlich schien die Vorstellung, mich von meiner Mähne zu trennen, nicht so abwegig, beängstigend und unvorstellbar, wie noch wenige Monate zuvor. Nachdem ich der Friseurin allerdings vermittelte, wieviel sie abschneiden soll, wurde mir doch etwas mulmig. Meine Hände schwitzten, mein Herz raste und mir wurde bewusst, nun passiert es tatsächlich.

ENDLICH FREI

Ich weiß, es sind nur Haare. Trotzdem fühlte ich mich unwohl mit meinen roten, chemiebelasteten Haaren und auch wenn ich meine Mähne vermissen würde, so wusste ich, der radikale Kurzhaarschnitt war die richtige Entscheidung. Die Reaktion meiner Familie auf meine Typveränderung war eher verhalten. »Du siehst ja aus wie ein Junge«, hörte ich nicht nur von meinem altbekannten Umfeld, sondern auch von neuen Bekanntschaften, die ich in Kanada kennenlernte. Trotzdem fühlte ich mich endlich frei. Ich fühlte mich stark, selbstbewusst und traf endlich meine eigene Entscheidung. Weder durch einen Partner, noch durch die Eltern beeinflusst oder gehindert. Meine neue Frisur machte Spaß, sie erinnerte mich daran, dass meine Haare allein nicht meine Weiblichkeit definieren und dass hinter mir als Person noch so viel mehr steckt als eine lange Mähne. Außerdem gab sie mir die Möglichkeit, von vorne anzufangen und meine Hair-Journey gesund, chemiefrei und nach meinen Vorstellungen anzutreten.

EINE MISSION

Ich wusste, der Kurzhaarschnitt würde Zweifel mit sich bringen. Ich musste lernen, mit den Reaktionen meines Umfeldes umzugehen, ich musste realisieren, welche Phasen ich mit den verschiedensten Längen durchmachen werde und ich musste lernen, wie ich meine Mähne wieder zurückbekommen kann. Diesmal aber ohne Chemie, ohne Färben, ohne Pflegeprodukte, die auf schädliche und umweltbelastende Inhaltsstoffe zurückgreifen. Ich hatte nun eine Mission: Ich beginne von vorne. Völlig von vorne, um lange, aber vor allem gesunde Längen zurückzuerlangen. Und auf diese Reise möchte ich dich nun mitnehmen. Ich möchte meine Erkenntnisse mit dir teilen, ich möchte dir zeigen, dass nachhaltige und vor allem natürliche Haarpflege Spaß machen kann und dass es in erster Linie um dich, deine Bedürfnisse und deine Entscheidungen geht. Außerdem will ich dir dabei helfen, ungesunde, schädliche und chemiebelastete Produkte zu vermeiden, dir, deinem Haar, deiner Gesundheit und der Umwelt dabei etwas Gutes zu tun und die Liebe zu deinem Haar neu zu entdecken.

Heute bin ich 25 Jahre alt und habe ziemlich lange Haare. Damals hätte ich nie gedacht, in nur wenigen Jahren so ein Ergebnis erzielen zu können, aber harte Arbeit, viel Recherche und noch mehr Pflege und Liebe ermöglichten mir einen Neustart. Während meiner Reise hin zu gesundem, langem Haar habe ich viel gelernt, nicht nur über die Beauty-Industrie, Inhaltsstoffe und wachstumsankurbelnde Superfoods, sondern auch über mich selbst. Ich weiß heute, warum ich mich nie wieder für einen Mann verändern würde, mir nie wieder die Haare färben, schneiden, oder rasieren würde, nur weil ein Partner das von mir verlangt. Ich weiß auch, warum ich immer meinen Zielen und Träumen folgen sollte, egal was die anderen sagen, denn mittlerweile konnte ich mich entgegen vieler Erwartungen selbstständig machen. Heute teile ich meine Gedanken, meine positive Art und auch meine Haarerfahrungen über verschiedenste soziale Medien mit unzähligen Menschen. Auch wenn der Weg dorthin nicht einfach war, so hat er sich gelohnt. Nun möchte ich dir dabei helfen, deinen Haaren, deinem Körper und deinem Geist etwas Gutes zu tun, Haarpflege als eine Art Selbstliebe zu betrachten und gemeinsam eine Reise zu einer nachhaltigeren und chemiefreien Zukunft anzutreten.

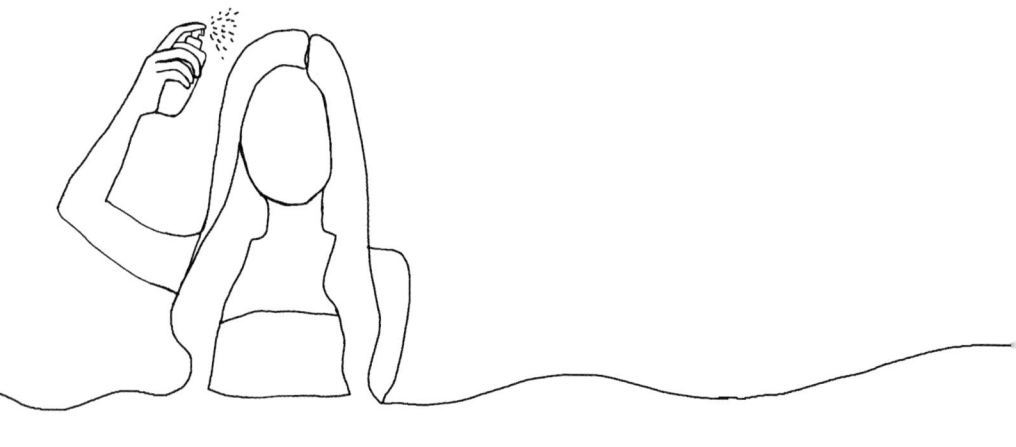

KAPITEL 1
ALLES AUF ANFANG

Bereits in jungen Jahren lagen mir Natur, Umwelt und Nachhaltigkeit am Herzen. Meine Oma, gelernte Friseurin und Kräuterexpertin, unterhielt sich schon immer gerne mit mir über Naturkosmetik, während sie mir die Haare flechtete. Vielleicht liegt es auch an meiner Herkunft, einem kleinen Tiroler Tal, wo ich schon immer von Wald, Wiese und erhabenen Bergen umgeben war, was wohl auch zu meiner Verbundenheit zu unserem Planeten beigetragen hat.

Trotz meiner Herkunft, meiner Oma und meiner Naturverbundenheit kam auch ich nicht daran vorbei, als Jugendliche standardmäßig alle paar Wochen in den Drogeriemarkt zu hetzen und mir alles zu kaufen, was mir in die Finger kam. Je billiger, desto besser, so das Motto. Innerhalb kürzester Zeit war ich stolze Besitzerin eines Imperiums an Pflegespülungen, Shampoos, Cremen und Conditionern. Verspielte Verpackungen und gute Gerüche verzauberten mich im Handumdrehen, und leistbar waren sie auch. Was ich mir da eigentlich auf Haut und Haar packte war mir damals egal, der Mix aus Zahlen und Buchstaben auf der Rückseite der Verpackungen erinnerte mich mehr an den Chemie-Unterricht als an Beauty, also befasste ich mich auch nicht weiter damit.

ERSTE WARNZEICHEN

»Aua!«, entgegnete ich meiner Großmutter, als sie sich meine Kopfhaut eines Tages etwas genauer ansah und mit ihren Fingern durch mein Haar strich. Ich war mittlerweile 14 Jahre alt und hatte extreme Probleme mit meiner Kopfhaut. Sie juckte, brannte, schuppte und ich fühlte mich plötzlich überhaupt nicht mehr wohl. Weder mit meinen Haaren noch meiner Haut, meiner Psyche oder meiner Gesundheit. Also machte ich mich erneut auf zum Drogeriemarkt. Diesmal packte ich alle möglichen schonenden Shampoos, Kuren und Pflegespülungen in den Einkaufskorb. Slogans wie »Anti-Schuppen-Shampoo«, »für gereizte Kopfhaut«, »gegen Irritationen« und »natürliche Inhaltsstoffe«, überzeugten mein frustriertes Gemüt und so probierte ich mich durch.

Einige Wochen später war von Besserung keine Spur. Im Gegenteil. Ich hatte das Gefühl, meine Kopfhaut würde immer irritierter werden, meine Haare fühlten sich immer fremder und schäbiger an. Auch der Besuch bei einem Hautarzt stellte mich nicht zufrieden. Nachdem er mir ein Shampoo ans Herz legte, welches ich schon längst erfolglos probiert hatte und in letzter Instanz Kortison empfiehl, wusste ich, ich musste selbst eine Lösung finden.

NACHHALTIGES UMDENKEN

Meine Eltern nannten es »Phase«. Heute kann ich mit Sicherheit sagen, es war keine Phase, sondern ein nachhaltiges Umdenken. Inmitten meiner Frustration und meines Unwohlseins habe ich mich erneut mit den Zahlen und Buchstaben, den unbekannten Wörtern und Inhaltsstoffen, die auf der Rückseite jeder meiner Shampoo- und Conditionerflaschen zu finden waren, auseinandergesetzt. Was ist da denn drin? Was verursacht meine Kopfhautprobleme? Was schmiere ich mir regelmäßig auf Kopfhaut und Haar?

Wochen der Recherche bahnten sich an. Tag und Nacht las ich Artikel und Bücher. Wenn ich gerade an den Computer meiner Eltern ran durfte, informierte ich mich im Internet. Ich nahm jeden einzelnen Inhaltsstoff, jede chemische Verbindung und jede hieroglyphische Bezeichnung auf der Shampoo-Verpackung genauestens unter die Lupe, bis ich eines Tages genug gelesen hatte. Ich nahm einen schwarzen Müllsack, ging ins Badezimmer und verbannte alle Produkte aus dem Drogeriemarkt, jedes Haarpflegemittel, aber auch diverse Cremen und andere Kosmetika in den Mülleimer. Ich erklärte meinen Eltern, warum all diese Produkte Gift sind und verabschiedete mich endgültig von den Chemie-Bomben.

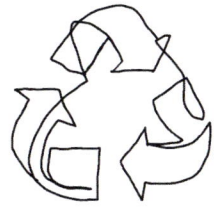

DAS EINMALEINS DER GIFTSTOFFE

Ich glaube wir vergessen oft, dass auf unserem Kopf nicht nur Haare sind. Neben dem toten Gewebe ist da oben nämlich außerdem ziemlich viel Haut, unsere Kopfhaut. Auch wenn sie durch unsere Haare geschützt und versteckt ist, ist die Haut auf unserem Kopf mindestens genauso empfindlich wie die in unserem Gesicht. Würdest du dir Erdöl ins Gesicht schmieren, oder Ammoniak? Würdest du deine Haut wissentlich Inhaltsstoffen aussetzen, die hormonelle Veränderungen in dir auslösen können?

Meine Recherche schockierte mich jedenfalls. Plötzlich verstand ich, warum meine Kopfhaut so irritiert war. Ich fütterte sie regelrecht mit Schadstoffen und Chemie. Auch meine Haare litten unter den Billigshampoos aus der Drogerie, noch Jahre später sind deren Auswirkungen oft sicht- und spürbar. Die Liste der Inhaltsstoffe von herkömmlichen Shampoos ist oft lang, allerdings wird schnell ersichtlich, dass alle auf sehr ähnlicher Zusammensetzung basieren. Um dir künftig dabei zu helfen, schädliche, ungesunde und völlig umweltbelastende Inhaltsstoffe zu vermeiden, habe ich eine Liste mit den weit verbreitetsten und schädlichsten Inhaltsstoffen herkömmlicher Haarpflegeprodukte zusammengestellt.

DIE 10 NO-GOS

Haarpflegehersteller weisen stolz auf diese Innovation hin: »ohne Silikone«. Seitdem der breiten Masse bekannt ist, dass Silikone Haar und Kopfhaut versiegeln und langfristig schädigen, steigen immer mehr Verbraucher auf Shampoo ohne Silikone um. Auch die Hersteller bieten tendenziell mehr solcher Varianten an. Wenn es doch nur die Silikone wären...

Denn neben den allbekannten Silikonen tummeln sich leider noch unzählige, teils fatalere Inhaltsstoffe auf den Rückseiten unserer Shampoos und Conditioner. Ob PEG-9, SLS, Texapon K12, die Liste ist schier unendlich und für den Laien völlig nichtssagend. Dabei befinden sich unter ihnen hormonell wirksame, krebserregende Substanzen, die nicht nur deinem Haar, sondern deiner Gesamtgesundheit schaden. In meinen Augen gibt es bei der Haarpflege zehn No-Go-Inhaltsstoffe, die auf keinen Fall Einzug in dein Badezimmer verdient haben. Achte also beim nächsten Shampoo-Kauf unbedingt darauf, dass keiner der folgenden Begriffe, Abkürzungen oder Inhaltsstoffe vorzufinden ist. Hätte ich diese Liste bereits vor zehn Jahren besessen, hätte ich mir mit Sicherheit viel Schmerz, Damage und Frustration erspart.

1. PROPYLENE GLYCOL

Propylene Glycol klingt nicht nur chemisch, es ist es auch. Dieser Inhaltsstoff wird aus Erdöl gewonnen und in Shampoos als Feuchthaltemittel eingesetzt. Die aggressive Reizwirkung und hohe Konzentration des häufig anzutreffenden Shampoo-Bestandteils führen zu einer durchlässigen Kopfhaut, der Stoff dringt also tiefer in unser System ein, kann sich so in Organen anreichern und sogar zu langfristigen Nieren- und Leberschäden führen. Identifizierst du Propylene Glycol in einem deiner Shampoos, würde ich dieses sofort entsorgen.

SO ERKENNST DU PROPYLENE GLYCOL:

 1, 2-Propandiol

 Propylenglycoldicaprylat/ Dicaprat

 Propylenglycolidicapras

 Propylenglykol

2. FORMALDEHYD

Formaldehyde gelten nicht nur als stark hautirritierend und giftig, sondern sogar als krebserregend. Aufgrund ihrer Fähigkeit, Stoffe miteinander zu verbinden und diese widerstandsfähig zu machen, kommen sie gerne und häufig in Shampoos, Conditionern und anderen Kosmetika zum Einsatz. In der Industrie werden sie außerdem beispielsweise in der Leichenkonservierung herangezogen. Nehmen wir den Stoff durch unser Shampoo auf und gelangt er in unser System, so können wir langfristige gesundheitliche Schäden davontragen. So fatal Formaldehyd ist, so gut tarnt es sich auch auf den Etiketten.

SO ERKENNST DU FORMALDEHYDE:

 Quanternium-15

 DMDM Hydantoin

 Diazolidinyl

 2-bromo-2-nitropropane-1,3-diol (Bromopol)

3. PEGS (POLYETHYLENGLYKOL)

Entdeckst du PEGs auf deiner Shampoo-Flasche, würde ich sie schnellstens entsorgen. Sie sind in herkömmlichen Shampoos weit verbreitet und oft anzutreffen, schädigen aber nicht nur unser Haar, sondern auch unsere Haut und langfristig unseren Körper. Die Tenside weichen unsere Zellwände auf, zerstören quasi die natürliche Schutzbarriere unserer Haut und begünstigen so das Eindringen schädlicher, krebserregender Chemikalien in unseren Körper. Die aus Erdöl hergestellte Zusammensetzung ist billig in der Produktion, allerdings toxisch und sollte künftig unbedingt gemieden werden. Anders als Formaldehyde sind sie aber einfacher zu erkennen.

SO ERKENNST DU PEGS:

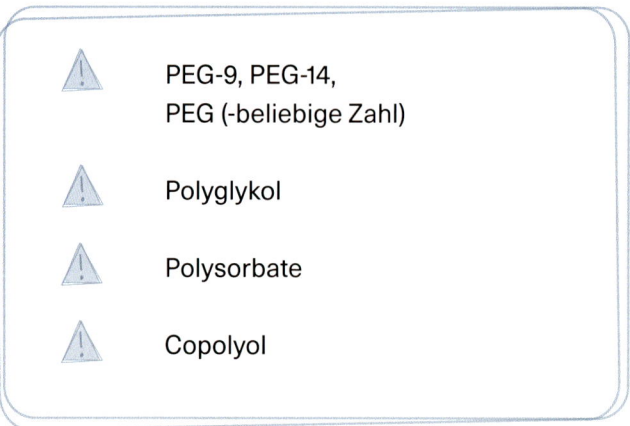

PEG-9, PEG-14,
PEG (-beliebige Zahl)

Polyglykol

Polysorbate

Copolyol

4. PARABENE

Eigentlich liegt den Parabenen eine Schutzfunktion zu Grunde. Sie werden in Shampoos und anderen wasserhaltigen Kosmetika eingesetzt, um den Befall von Bakterien und Schimmelpilzen zu verhindern. Leider ist die Stoffgruppe dem Hormon Östrogen sehr ähnlich und kann daher ziemlich schnell unseren Hormonhaushalt aus dem Gleichgewicht bringen. Die Haut ist unser größtes Organ. Selbst der Kopf ist großflächig damit bedeckt, wir unterschätzen oft, welche Wirkung das ständige Einmassieren toxischer, hormoneller Stoffe für unser System hat. Nutzt du regelmäßig Shampoos, die mit Parabenen angereichert sind, so kann das zu hormonellen Störungen, ähnlich einem Östrogen-Überschuss führen. Die Folgen bei Frauen reichen von Stimmungsschwankungen über Depressionen bis hin zu Gebärmutter- und Brustkrebserkrankungen. Auch bei Männern wirkt sich der hormonelle Einfluss auf Stimmung und Morphologie aus. Unsere Hormone hängen extrem stark mit unserem Wohlbefinden, unserem Gemüt und unserer mentalen wie auch körperlichen Gesundheit zusammen. Wir sollten daher nicht damit herumexperimentieren und ein Ungleichgewicht aufgrund eines ohnehin schädlichen Pflegeprodukts riskieren!

Butylparaben

 Ethylparaben

 Methylparaben

 Propylparaben

5. SLS (SODIUM LAURETH-/ LAURYL SULFATE)

Die SL-Sulfate zählen zu den am häufigsten verwendeten Tensiden in Shampoos. Also jenen Substanzen, die zur Verbindung verschiedener Stoffe und Flüssigkeiten beitragen. Leider sind sie nicht nur die am häufigsten verwendeten, sondern auch die aggressivsten Tenside auf dem Markt. Nachgewiesenermaßen trocknen sie die Kopfhaut stark aus und sind häufig der Auslöser für allergische Reaktionen, Irritationen und Kopfhautjucken. Sie haben mit hoher Wahrscheinlichkeit auch zu den Kopfhautproblemen in meiner Jugend beigetragen. Obwohl Auswirkungen wie allergische Reaktionen, aber auch erhöhtes Krebsrisiko und Verdacht auf Organschäden an Herz, Leber, Augen und Gehirn bekannt sind, werden die gefährlichen Tenside weiterhin aufgrund ihrer stark entfettenden, schaumbildenden Wirkung und der besonders günstigen Herstellung eingesetzt. Sie sind in fast jedem herkömmlichen Shampoo zu finden. Bis die Industrie endlich handelt, müssen wir unsere Gesundheit selbst in die Hand nehmen und nach Produkten Ausschau halten, die bereits auf den Einsatz von SLS verzichten.

SO ERKENNST DU SLS:

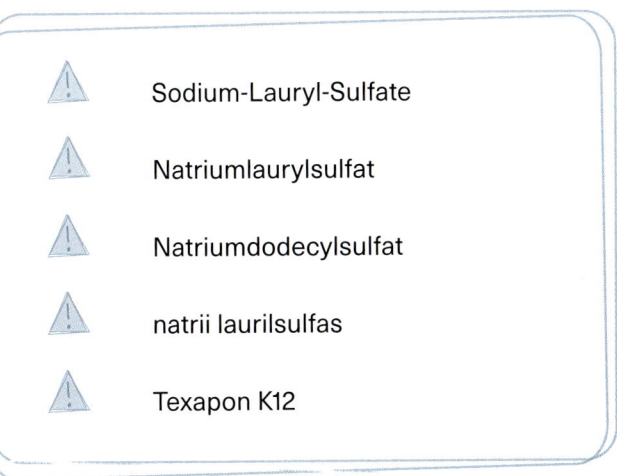

⚠ Sodium-Lauryl-Sulfate

⚠ Natriumlaurylsulfat

⚠ Natriumdodecylsulfat

⚠ natrii laurilsulfas

⚠ Texapon K12

6. SILIKONE

Silikone machen uns das Leben leichter. Sie zaubern unser Haar weich und geschmeidig, auch wenn es eigentlich spröde ist. Außerdem glänzen unsere Haare dank des Inhaltsstoffs besonders schön und auch das Durchkämmen wird erleichtert. Leider gibt es einen Haken. Silikone bilden einen Film auf Kopfhaut und Haar, der sich meistens nicht abwaschen lässt, da ein Großteil der Silikone nicht wasserlöslich ist. Während wir den Eindruck haben, unser Haar ist nach einer ordentlichen Ladung Silikone geschmeidig, weich und gepflegt, täuscht uns dieser Inhaltsstoff die schöne Welt lediglich vor. Wäsche für Wäsche versiegeln wir durch den Einsatz von Silikonen unsere Haut und unser Haar, auch Build-Up-Effekt genannt, und infolgedessen müssen Schadstoffe über andere Hautstellen ausgeschieden werden. So verstopfen die Poren unserer Haarstruktur und können dadurch nicht mehr richtig atmen. Neurodermitis, Pickel sowie unreine und gereizte Haut sind die Folge. Vor allem feines Haar erscheint dadurch noch fettiger, da auch Talg nicht mehr abfließen kann. Auch wenn Silikone im Vergleich zu anderen chemischen Inhaltstoffen eher harmlos sind, so sollten wir trotzdem versuchen, sie zu meiden. Silikone fühlen sich toll an, der Einsatz eines silikonfreien Shampoos kann anfangs etwas ungewohnt sein, wenn du aber weißt, was es zu beachten gibt und dass auch tolle, natürliche Alternativen existieren, bist du bald mühelos silikonfrei. Aber dazu später mehr.

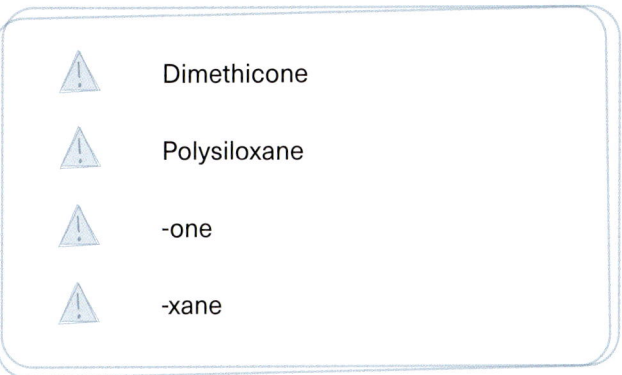

Dimethicone

Polysiloxane

-one

-xane

7. OXYBENZONE

Für den UV-Schutz eingesetzt, sind Oxybenzone vor allem in Color-Shampoos vorzufinden. Neben den allergischen Reaktionen, die er auslösen kann, ist auch dieser Inhaltsstoff krebserregend und kann Hormonstörungen und Zellschädigungen hervorrufen. Pflanzenöle, die einen natürlichen Lichtschutzfaktor aufweisen, werden von der Industrie leider nur in seltenen Fällen eingesetzt, obwohl sie Umwelt und Gesundheit schonen.

Oxybenzone

 Benzophenone 3

 Butyl Methoxydibenzoylmethane

 Dibenzoylmethane

8. SYNTHETISCHE DUFTSTOFFE

Shampoo muss einfach gut riechen. Damals im Drogeriemarkt entschied ich oft anhand des Geruchs, welches neue Shampoo ich als Nächstes austesten sollte. Blumig, süß, frisch, für jeden Geschmack etwas dabei. Auf neutrale Gerüche oder den Einsatz natürlicher Aromen wird in der Beauty-Industrie allerdings leider noch immer weitgehend verzichtet. Dabei hat die Natur so tolle Gerüche auf Lager! Die synthetischen Duftstoffe versprechen leider neben ihren süßen Gerüchen allergische Reaktionen. Sie verdecken zwar die unangenehmen Noten des restlichen Chemikalien-Mixes des Shampoos, gelangen aber bis in unser Fettgewebe und lassen sich sogar in Muttermilch nachweisen. Unter dem Decknamen »Parfüm«

schleichen sie sich in unsere Haarpflegeprodukte und verstecken ihre toxische Wirkung hinter blumigen Düften. Laut Verordnungen ist es nämlich in Ordnung, hinter dem Begriff »Parfüm« jegliche Chemikalien zu verstecken. Firmen müssen nicht angeben, welche Chemikalien dahinterstecken. Ziemlich shady, die Industrie auf die Weise zu schützen und Konsumenten hinters Licht zu führen.

9. KÜNSTLICHE FARBSTOFFE

Leider enthalten viele Shampoos und Conditioner synthetische Farbstoffe. Diese wirken sich negativ auf Körper und Haar aus und können das Krebsrisiko erhöhen. Die Krux daran: Künstlichen Farbstoffen wird keine Wirkung zugetragen, sie werden lediglich aus Marketinggründen eingesetzt, sind daher völlig überflüssig und vergiften uns, unser Haar und die Umwelt einzig und allein aus ästhetischen Gründen. Dabei gibt es so viele schöne, bunte und vor allem natürliche Alternativen, direkt aus unseren Obst- und Gemüsegärten. Die schädlichen Farbstoffe kannst du künftig immerhin vermeiden. Achte besonders auf die Bezeichnung »CI« in Kombination mit einer fünfstelligen Zahl am Etikett deines Haarpflegeprodukts.

10. DEA/TEA
(DIETHANOLAMIN/TRIETHANOLAMIN)

Die als Weichmacher bekannten Inhaltsstoffe werden oft in herkömmlichen Shampoos eingesetzt. Sie gelten als stark allergen und sind sogar giftig. Reagieren sie mit anderen chemischen Inhaltsstoffen eines Shampoos oder Conditioners, so bilden sie gefährliche Nitrosamine, welche zu den am stärksten krebserregenden Stoffen überhaupt zählen und bleibende Schäden an Nieren, Leber und Erbgut verursachen können.

Ich könnte noch ewig weitererzählen. Die Liste schädlicher Inhaltsstoffe in Haarpflegeprodukten ist schier unendlich. Die Kosmetikindustrie bemüht sich ständig, neue »Wirkstoffe« zu entwickeln, chemische Bezeichnungen zu verstecken und uns mit billigen Industriechemikalien zu vergiften. Achte bei deinem nächsten Besuch im Drogeriemarkt, oder deiner Online-shopping-Session, unbedingt auf die oben angeführten Namen und Kürzel. Vermeidest du die Top-Ten der schädlichen Inhaltsstoffe, so förderst du nicht nur die Gesundheit deiner Haare, sondern auch dein generelles Wohlbefinden und die Erhaltung unseres wunderschönen Planeten.

DIE NADEL IM HEUHAUFEN

Nach meiner umfassenden Recherchearbeit ging es erneut in die Drogerieläden meines Heimatdorfes. Diesmal achtete ich auf völlig neue Verkaufsargumente. Bunte Labels und nette Designs ließen mich plötzlich kalt. Auch Versprechungen wie »Anti-Frizz«, »gegen trockene Haare«, oder »gesundes Haar nach nur einer Wäsche« überzeugten mich nicht mehr. Für mich zählte lediglich, was sich auf den Rückseiten der Produkte abspielte.

Die Suche nach einem chemiefreien, haar- und hautschonenden Shampoo erwies sich als kompliziert. Außerdem musste ich akzeptieren, dass nicht nur Haar-, sondern auch Hautpflegeprodukte und selbst Zahnpasta mit gefährlichen, toxischen und umweltschädlichen Inhaltsstoffen versehrt sind. Auch vermeintlich nachhaltige Bioprodukte erwiesen sich schnell als Mogelpackung. Vor allem in den Naturkosmetika, die in den Drogeriemärkten zu finden sind, befinden sich aufgrund billiger Preise unschöne Inhaltsstoffe. Der vermeintlich nachhaltige Conditioner ist beispielsweise mit Alkohol versehrt, welcher die Haare austrocknet und mit natürlicher Haarpflege nur wenig zu tun hat.

GREENWASHING IN DER NATURKOSMETIK

Die Umwelt war mir schon immer ein Anliegen. So auch die Gesundheit meiner Haare. Leider schien es fast unmöglich, ein Produkt zu finden, welches weder der Natur noch meinem Haar schadet. Außerdem muss es leistbar sein, denn immerhin war ich gerade erst ein Teenager, als meine Reise zur natürlichen Haarpflege begann.

Naturkosmetik schien mir der einzige Ausweg. Im dorfeigenen Drogeriemarkt gab es schon damals einige Produkte und Marken, die mit »Bio« und »Nachhaltigkeit« warben und meine Aufmerksamkeit weckten. Kurzzeitig befriedigt griff ich zu, bis ich mich auch mit diversesten Discount-Biomarken auseinandersetzte und in Erfahrung brachte, welche Methoden diese Firmen tatsächlich anwenden. Auch die Liste der Inhaltsstoffe war bei genauerem Hinsehen nicht überzeugend. Auch wenn die vermeintlich nachhaltigen Produkte zwar mit weniger Chemie punkten, so sind trotzdem immer noch billige Industriestoffe enthalten, die Körper, Geist und Umwelt schaden.

Verbraucherstudien belegen, dass günstige, wissentlich umweltschädliche und ungesunde Produkte immer noch Vorreiter in der Beauty-Industrie sind. Qualität kostet Geld. Leider können sich das viele von uns nicht leisten, müssen zwangsweise zu billigen Chemiebomben greifen, oder werden von vermeintlich grünen Marken hinters Licht geführt.

Mittlerweile bin ich gewillt, für mein Shampoo und meine Pflegeprodukte etwas mehr Geld auszugeben. Mir ist dabei wichtig, dass keiner der Top-Ten-Giftstoffe darin enthalten ist und dass die Firma eine umwelt- und tierfreundliche Philosophie an den Tag legt. Diese Produkte sind leider nicht in den herkömmlichen Drogeriemärkten erhältlich, dafür finden sie sich oft in Friseur-Fachgeschäften oder im Internet.

VERZWEIFLUNG MACHT ERFINDERISCH

Alle Produkte, die ich fand, ob nun vermeintlich Öko, oder eben nicht, waren entweder zu chemiebelastet oder zu teuer. Im Drogeriemarkt meines Heimatdorfes war kaum etwas Brauchbares zu finden, tatsächlich grüne, nachhaltige und gesundheitsfördernde Produkte konnte ich mir als Schülerin, selbst später als Studentin, schlichtweg nicht leisten. Wieder zurück zu altbekannten Shampoos zu greifen, die meine Kopfhaut irritierten und psychische wie auch gesundheitliche Schäden verursachten, war keine Option für mich. Also musste ich kreativ werden.

ROGGENMEHL-SHAMPOO

Ich glaube, mein Roggenmehl-Shampoo könnte als der allererste Hair-Hack meiner langen Reise zu gesundem Haar angesehen werden. Aus der Verzweiflung heraus beschäftigte ich mich mit natürlichen Haarpflege-Alternativen und wurde schnell fündig: Roggenmehl als Shampoo. Es ist nicht nur natürlich und vegan, günstiger als jedes Shampoo und dank der Papierverpackung total umweltfreundlich. Roggenmehl hat außerdem den gleichen pH-Wert wie unsere Haut, ist besonders gut verträglich und steckt voller wertvoller Aminosäuren und Mineralstoffe. Klar, an der Wirkung und der Umsetzung zweifelte ich erstmal, aber meine Experimentierfreudigkeit ließ mir keine andere Wahl, als den kuriosen Hack erstmal an mir selbst zu testen. Nachdem ich ein inspirierendes YouTube-Video sah, machte ich mich sofort auf in die Küche. Im Schrank meiner Mutter konnte ich nur Dinkelmehl finden. »Wird schon klappen«, dachte ich und legte los. »Oh Gott«, sprach die Verzweiflung aus mir, als sich in meinen Haaren plötzlich eine Art Teig bildete. Je länger ich das Dinkelmehl in mein Haar einmassierte, desto klebriger, klumpiger und pizzateigähnlicher wurde das Gemisch. Zwei Stunden auswaschen später, war dann auch der letzte Mehlklumpen aus meinem Haar entfernt. Ich las nach und fand heraus, dass Dinkelmehl voller Gluten steckt, was wiederum zu Verklumpung führt und eine teigartige Konsistenz beim Mischen mit Wasser herbeiführt. Ein paar Tage später fand ich Roggenmehl im Supermarkt und probierte mich erneut an einer natürlichen Haarwäsche, diesmal mit Erfolg. Nicht nur mein Haar fühlte sich nach mehreren Wäschen deutlich geschmeidiger an, auch meine Kopfhaut war endlich wieder irritationsfrei und mein Geldbeutel dankte mir. Willst auch du deine Haare mit natürlichen Inhaltsstoffen und wenig Geld verwöhnen, kann ich dir das Roggenmehl-Shampoo wärmstens empfehlen.

WAS DU DAFÜR BRAUCHST:

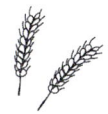 Feines Roggenmehl (Optimal Typ 1150)

Lauwarmes Wasser

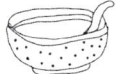 Kleine Schüssel

ANWENDUNG:

1. Für dein natürliches Shampoo mischt du je nach Haarlänge drei bis fünf Esslöffel Roggenmehl mit etwas lauwarmem Wasser.

2. Verrühre die Mischung, bis sie eine glatte, geleeartige Konsistenz hat und lasse dein Shampoo nun etwas ruhen. Je trockener dein Haar, desto länger kannst du die Mischung ziehen lassen.

3. Verteile im Anschluss die Mehlmischung gleichmäßig in deinem Haar und massiere auch deine Kopfhaut damit.

4. Lass es ein paar Minuten einwirken, und spüle dann dein Haar mit Wasser aus.

Das Roggenmehl-Shampoo war ein voller Erfolg. Endlich erkannte ich die Kraft natürlicher Produkte, Hausmittel und Gewächse aus dem Garten. Von Sellerie über Apfelessig bis hin zu Rosmarin, kaum ein Nahrungsmittel hat es noch nicht in meine Haarexperimente geschafft.

Nachdem mein erster Hair-Hack ein voller Erfolg war, löste sich in mir ein völlig neuer Drive aus. Ich wollte testen, ausprobieren, waschen und ölen. Ich wollte natürliche Inhaltstoffe aus Omas Kräutergarten in meine Haarpflege integrieren. Ich wollte nachhaltiger leben und natürlicher Haare pflegen. Eine lange Reise sollte nach diesem ersten Experimentierversuch beginnen. Eine Reise, auf die ich nicht vorbereitet war. Eine Reise, auf die ich dich heute mitnehme.

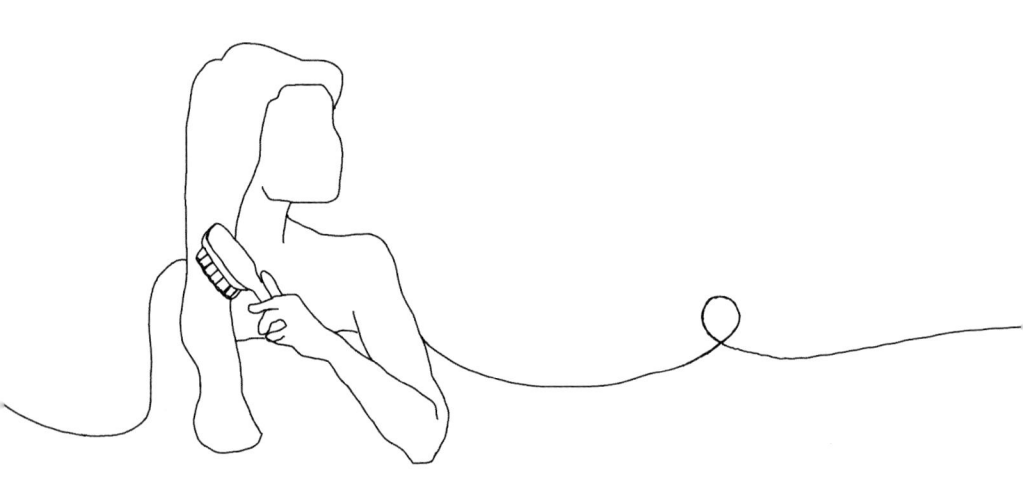

KAPITEL 2
DER SPIEGEL DEINES LEBENS

Ich möchte dir keine leeren Versprechungen machen. Wir werden noch auf unzählige Tipps, Tricks und Hacks eingehen, werden uns intensiv mit natürlicher Haarpflege, mit dem gesunden Färben und schonenden Frisuren auseinandersetzen, ich werde dir sogar meine ganz persönliche Haircare-Routine vorstellen und das eine oder andere Geheimnis ausplaudern. Trotzdem will ich dir nichts vormachen. Denn Haarpflege ist so viel mehr als der Verzicht auf Chemikalien und der Einsatz natürlicher Produkte. Außerdem ist jeder Mensch anders. Manche von euch haben vielleicht von Natur aus starkes, dickes und scheinbar gesundes Haar, während andere von euch mit feinem und brüchigem Haar kämpfen. Die Grundstruktur unserer Haare können wir leider nicht ändern, aber wir können die besten Voraussetzungen für gesundes Wachstum und innere Stärke herbeiführen.

Ich bezeichne unsere Haare gerne als den Spiegel unserer Seele, unseres Lebens und unserer Gewohnheiten. Du kannst noch so viel Geld für teures Shampoo ausgeben, noch so sehr auf Hitze und Färbemittel verzichten und so viel Roggenmehl, Apfelessig, oder Rosmarin verwenden wie du möchtest. Widerspiegeln dein Lebensstil, deine Ernährung und deine psychische Gesundheit allerdings ein anderes, krankes, gestresstes und ungesundes Bild, so hilft auch die beste und gewissenhafteste Haarpflege der Welt nichts.

HAND IN HAND

Haut und Haare werden maßgeblich von unserer körperlichen und unserer geistigen Gesundheit beeinflusst. Ernährst du dich gesund, bist allerdings psychisch sehr gestresst und ausgelaugt, so kann sich das auch in der Gesundheit deiner Haare widerspiegeln. Umgekehrt gilt auch, dass du noch so glücklich, zufrieden und psychisch ausgeglichen sein kannst, ist deine Ernährung sehr einseitig, dann fehlen dir die notwendigen Nährstoffe, um gesundes und starkes Haarwachstum aufzubauen.

STRESS UND HAARAUSFALL

Stress ist ein wahrer Feind für gesundes Haar. Bist du lange Zeit gestresst oder viel Druck ausgesetzt, so bildet dein Körper Adrenalin. Adrenalin raubt uns essenzielle Mineralien, schwächt unsere Haar- und Nagelstruktur und führt zu Haarausfall. Klinische Studien belegen außerdem den Zusammenhang zwischen psychischen Störungen, Angstzuständen, Stress und Haarausfall. Je besser es also deinem Geist geht, desto besser geht es auch deinen Haaren.

DEIN HAAR IST, WAS DU ISST

Wie bereits erwähnt reicht Haircare alleine nicht aus, um eine gesunde und starke Haarpracht zu erhalten. Deine Ernährung und dein Lebensstil spielen dabei eine mindestens genauso wichtige Rolle, wie die Wahl deiner Pflegeprodukte. Fehlt es deinem Körper an Nährstoffen, Vitaminen und Mineralien, so äußert sich das oft anhand kleiner Signale auf, an oder in deinem Körper. Unreine Haut, rissige Nägel oder brüchige Haare sind typische Symptome für Fehl- oder Mangelernährung.

Meine Eltern nannten es »eine Phase«, allerdings lebe ich auch heute noch zu 99,9 Prozent vegan und ernähre mich zum Großteil pflanzenbasiert. Obst und Gemüse sind fixer Bestandteil meiner Ernährung und haben deutlich zur Gesundheit meiner Haare beigetragen. Vor allem grünes Blattgemüse wird in unserer Ernährung oft außen vor gelassen oder ignoriert, dabei sind Spinat, Salate und andere grüne Blättergewächse wahre Mineral- und Vitaminbomben. Seitdem ich mich bewusst vorwiegend pflanzlich ernähre, konnte ich neben einer generellen Verbesserung meines Gemüts und meiner Gesundheit auch eine Veränderung meines Haarwachstums feststellen. Ich kann nicht oft genug betonen, wie wichtig reichlicher Konsum von Obst und Gemüse ist und welchen Effekt diese Lebensmittel auch auf unsere Haargesundheit haben.

Auf welche Vitamine und Nährstoffe du künftig zurückgreifen kannst, um dein Haar nicht nur von außen, sondern auch von innen zu stärken und nebenbei auch deiner Gesamtgesundheit etwas Gutes zu tun, kannst du dieser Liste entnehmen:

NÄHRSTOFFE	WIRKUNG	QUELLE
Vitamin **A**	Zaubert kräftiges und geschmeidiges Haar. Unterstützt Haarwachstum und wirkt sich positiv auf Haarfollikel aus.	Karotten, Spinat, Süßkartoffeln, Grünkohl (fettlösliches Vitamin)
Vitamin **B2** **B3** **B12**	Vitamin B2 und B3 fördern gesunde Kopfhaut und kräftigen die Haarstruktur. Vitamin B12 regt ebenfalls Haarwachstum an.	**B2:** Mandeln, Grünkohl, Spinat, Pilze, Brokkoli **B3:** Erdnüsse, Champignons, Erbsen **B12:** Algen, Nahrungsergänzungsmittel

NÄHRSTOFFE	WIRKUNG	QUELLE
Vitamin B7 (Biotin)	Das **Beauty-Vitamin** schützt vor Haarausfall und Haarbruch und sorgt für Glanz. Außerdem kräftigt Biotin die Haarwurzeln und sorgt für gesunde Haut.	Bananen, Erdbeeren, Spinat, Champignons und Vollkornprodukte
Vitamin B9 (Folsäure)	Versorgt die Haarwurzeln mit Sauerstoff und regt Wachstum an.	Getreide, Spargel, grüne Blattsalate, Spinat, Grünkohl, Hülsenfrüchte

NÄHRSTOFFE	WIRKUNG	QUELLE
Vitamin 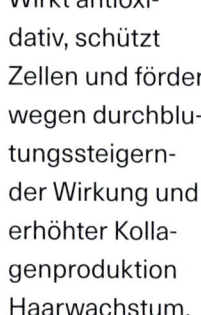	Wirkt antioxidativ, schützt Zellen und fördert wegen durchblutungssteigernder Wirkung und erhöhter Kollagenproduktion Haarwachstum.	Paprika, Zitronen, Orangen, Brokkoli und viele weitere Obst- und Gemüsesorten. In hoher Konzentration beispielsweise in Sanddorn und Hagebutten.
Vitamin 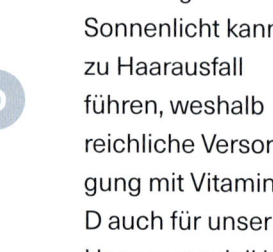	Ein Mangel an Sonnenlicht kann zu Haarausfall führen, weshalb reichliche Versorgung mit Vitamin D auch für unser Haar essenziell ist.	Sonnenlicht! Die Sonne ist der wichtigste Vitamin-D-Spender. Ansonsten vor allem im Winter zu Vitamin-D-Tropfen und Nahrungsergänzungsmitteln greifen.

NÄHRSTOFFE	WIRKUNG	QUELLE
Vitamin	Schützt vor Umwelteinflüssen, kräftigt Haarwachstum und sorgt für glänzende Haare.	Tomaten, Heidelbeeren, Mandeln, Spinat, Brokkoli, Nüsse, Weizenkeimöl
Eisen	Eisenmangel führt zu Haarausfall. Ausreichende Zufuhr fördert Haarwachstum und Haargesundheit.	Linsen, Soja, Spinat, Nüsse, Brunnenkresse, Zwiebel, Sonnenblumenkerne und Eisenpräparate

NÄHRSTOFFE	WIRKUNG	QUELLE
Zink und Selen	Zink und Selen schützen vor oxidativem Stress und Radikalen. Zink wird für die Bildung von Kollagen und Keratin benötigt und ist essenziell für unser Haarwachstum.	**Zink**: Nüsse, Haferflocken Hülsenfrüchte **Selen**: Pilze, Kohlgemüse, Linsen, Spargel, Nüsse, Nahrungs-ergänzungsmittel

Ähnlich wie bei der Haarpflege, ist auch in der Ernährung folgender Leitsatz zu befolgen:

Je natürlicher, desto besser.

Dein Körper verdient nur das Beste. Gibst du ihm, was er braucht, dankt er dir, mit reiner Haut, festen Nägeln und gesundem Haarwachstum. Du musst nicht einmal viel Geld für teure Nahrungsergänzungsmittel in die Hand nehmen, wenn du es schaffst, dich ausgewogen zu ernähren und die vorne angeführten Lebensmittel in deinen Ernährungsplan aufzunehmen.

HEALTHY-HAIR STARTER-KIT:

Willst du die volle Power für deine Haare? Dann kann ich durchaus Nahrungsergänzungsmittel empfehlen. Auch wenn diese etwas Geld kosten, so profitieren du und deine Haare mit Sicherheit von dem Extra-Energie- und Nährstoff-Kick. Willst du dein Haarwachstum also auf ein neues Level bringen, so kann ich dir vor allem drei Inhaltsstoffe empfehlen, die in keinem Starter-Kit fehlen dürfen:

- Brennnessel

- Zink

- Vitamin B 12

Mittlerweile gibt es unzählige Hersteller für Nahrungsergänzungsmittel. Während viele davon leider nur mit reichhaltigen
Inhaltstoffen prahlen, habe ich nach jahrelanger Recherche
und Testung eine Marke gefunden, die ich als besonders
wirkungsvoll und clean empfinde. Mein Geheimtipp, nicht
gesponsert und völlig aus reinem Herzen heraus ist daher
Vimergy. Die Produkte sind reich an Nährwerten, natürlich
zusammengesetzt und ohne Zusätze. Möchtest du deinen
Körper also zusätzlich mit wichtigen Vitaminen und Mineralien versorgen, kann ich die Produkte von *Vimergy* wärmstens
empfehlen.

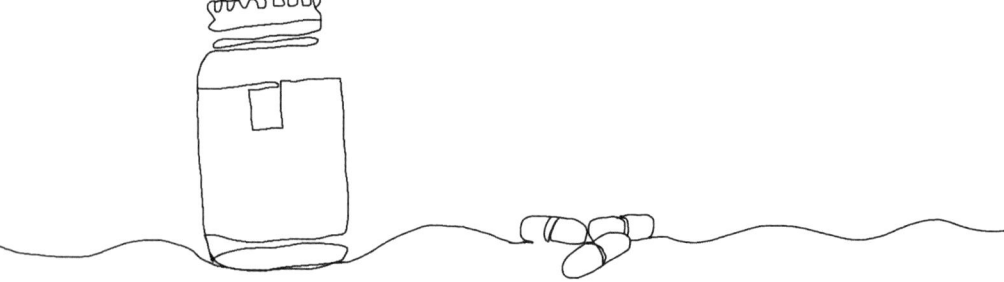

HAUSGEMACHTER BRENNNESSELEXTRAKT (OMAS GEHEIMTIPP)

Leider schaffen wir es nicht immer, ausreichend Spinat, Brokkoli oder Brennnessel zu essen, um unseren Vitamin- und Mineralstoffhaushalt ausreichend zu decken. Wer trotzdem nicht zu Nahrungsergänzungsmitteln greifen will, der kann sich einer ziemlich alten Technik bedienen, die ich von meiner Oma gelernt habe. Das Ansetzen von Tinkturen. Durch das Extrahieren der Inhaltsstoffe von Kräutern, Blumen, Gräsern und Blattgemüsen, entsteht eine Tinktur mit einer sehr hohen Konzentration an wertvollen Mineralstoffen. Ich fertige Extrakte aus allen möglichen Wildkräutern an. Besonders vielseitig und direkt auf den Haaren anwendbar ist die Brennnessel. Eigentlich ein Unkraut, welches fast auf jeder Wiese und in jedem Garten zu finden ist.

WAS DU DAFÜR BRAUCHST

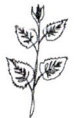 4–5 Esslöffel frisches, oder getrocknetes Brennnesselkraut

 Etwa 200 milliliter Apfelessig

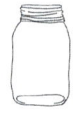 Schraubglas

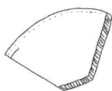 Kaffee- oder Teefilter zum Abseihen

 Tinkturflasche oder Tropfflasche
aus Braunglas

ANWENDUNG

1. Desinfiziere oder koche das Schraubglas gründlich aus.

2. Miss den Apfelessig ab und lass ihn einmal aufkochen.

3. Zerkleinere nun die Brennnessel und platziere sie in deinem Schraubglas.

4. Gieße den abgekühlten Essig darüber, sodass die Kräuter vollständig bedeckt sind und verschließe das Glas.

5. Lass die Tinktur nun an einem warmen Ort ohne direkte Sonneneinstrahlung etwa zwei bis vier Wochen ziehen.

6. Versuche die Mischung regelmäßig zu schütteln, um Schimmelbildung zu vermeiden.

7. Nach ausreichender Ziehzeit kannst du die Tinktur in eine dunkle Tropfflasche transferieren.

Brennnessel enthält sehr viel Selen, fördert Haarwachstum und Gesundheit und füttert deinen Organismus mit essenziellen Mineralien. Da Brennnesselextrakt auch gerne gegen Haarausfall eingesetzt wird, kannst du deine Tinktur im Verhältnis 1:1 mit Wasser vermischen und sie regelmäßig nach der Haarwäsche in die Kopfhaut einmassieren. Um die Wirkung zu verstärken, kannst du die Flüssigkeit auch in deinen Haaren verteilen und über Nacht einwirken lassen.

MIT BEWEGUNG ZU GESUNDEM HAAR

Stress strapaziert nicht nur unsere Nerven, unser Gemüt und unsere psychische und physische Gesundheit, sondern auch unser Haar. Adrenalin, welches in Stresssituationen ausgeschüttet wird, ist toxisch, schadet unserer Haargesundheit und dem Haarwachstum und führt zu Irritationen an der Kopfhaut, Schuppenbildung und Juckreiz. Der Ausweg? Sport!

Sport fördert nicht nur unser generelles Wohlbefinden und unsere Gesundheit, er hilft uns dabei, unser Haarwachstum anzukurbeln. Durch Bewegung, Schwitzen und erhöhte Herzfrequenz können wir über den Tag oder über einen längeren Zeitraum angestauten Stress minimieren und zuvor produziertes Adrenalin bewiesenermaßen wieder abbauen. Beschleunigen wir unsere Durchblutung, wird das Adrenalin schneller verarbeitet und ausgeschieden. Wir alle sind ab und an mal gestresst. Ob Schule, Berufsleben, Beziehung, Eltern oder Freunde, all die Gedanken in unserem Kopf, all der Druck und all die Sorgen, können durch Sport besser verarbeitet werden.

Unsere Haare sind ein Spiegel unseres Lebensstils. Ausgewogene Ernährung und Bewegung tragen maßgeblich zu deinem Haarwachstum bei und können nicht allein durch äußere Pflege ersetzt werden. Auch Krankheiten, Infekte, COVID-19 und andere körperliche Leiden wirken sich auf deine Haare aus. Dein Körper benötigt unglaublich viel Kraft und Energie, um gegen Bakterien und Viren anzukämpfen, umso wichtiger ist es daher, darauf zu achten, genügend

Nährstoffe in unser System einzuschleusen. Ob mit Tinkturen, gesunder Ernährung oder Stressreduktion durch Sport, dein Haar wird dir danken, dein Körper und deine geistige Verfassung ebenfalls.

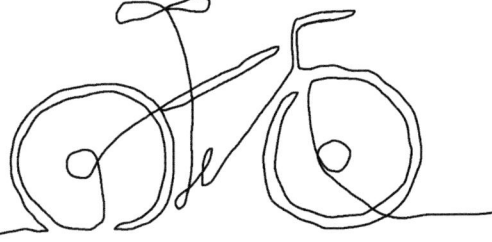

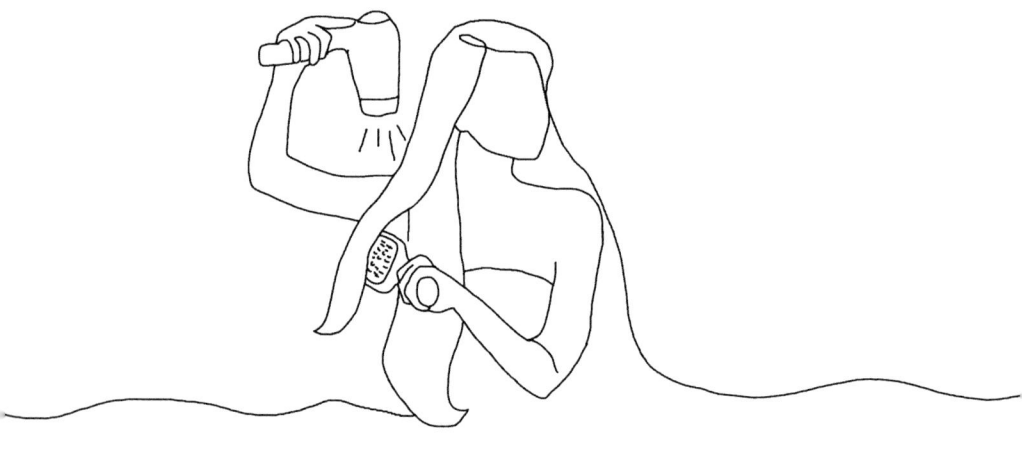

KAPITEL 3
EQUIPMENT UND FRISUREN

Gesunde Ernährung, ausreichend Bewegung und das Vermeiden der bösen Chemikalien in deinen Pflegeprodukten sind ein guter Anfang, um deine Haare sowohl von innen heraus als auch von außen zu schützen und zu regenerieren. Bevor wir uns nun intensiv der natürlichen Haarpflege, meiner ganz persönlichen Haircare-Routine und dem gesunden Färben widmen, möchte ich dir ein paar Tipps und Tricks rund um das Thema Frisuren vorstellen, die nicht nur deinen Haaren, sondern auch deinem Gemüt guttun werden. Denn in erster Linie machen sie Spaß! Außerdem will ich dir ein paar wichtige Do's und Dont's bezüglich der Wahl deiner Materialien näherbringen, denn nicht nur ein ungesunder Lebensstil, chemische Industrieprodukte und Haarfärbemittel können deine Haare nachhaltig schädigen, auch der Gebrauch falscher Bürsten und Haargummis kann fatal sein.

EQUIPMENT

Um deine Haare gesund zu halten und dabei auch noch ein paar lässige Frisuren hinzubekommen, braucht es kein teures Equipment. Das Wichtigste ist, dass ihr ein Grundverständnis davon habt, welche alltäglichen Essentials gut für eure Haare sind und auf welche ihr in Zukunft lieber verzichten solltet.

BÜRSTEN UND KÄMME

Wer sich in Drogeriemärkten oder Online-Shops bereits nach einer neuen Bürste umgesehen hat, weiß, es gibt unzählige Arten, Formen und Ausführungen der Haarentwirrer. Hier unterscheiden sich einerseits verschiedene Bürsten für verschiedene Haartypen, anderseits kann die Wahl der Bürste auch auf die Styling-Technik abgestimmt werden. Da wir allerdings hitzelastige Styles vermeiden wollen, will ich dir vor allem eine Bürste nahelegen:

DIE HOLZBÜRSTE

Die Holzbürste ist mein bester Freund, mein Allrounder und eigentlich immer mit dabei. Ich verwende sie für jeden Zweck und könnte niemals wieder auf eine synthetische Plastikbürste umsteigen. Holzbürsten bestehen, wie es der Name schon verrät, aus Holz. Das natürliche Material ist antistatisch, verhindert also fliegendes Haar und Elektrizität. Außerdem sind abgerundete Holzbürsten besonders gut für die Kopfhaut, durch ihre Form sorgen sie nämlich für optimale Durchblutung, fördern also sogar das Haarwachstum. Natürliches Haaröl, welches sich automatisch auf deiner Kopfhaut bildet und sehr gesund für dein Haar ist, wird dank der Holzbürste gleichmäßig bis in die Spitzen verteilt. Übrigens gibt es mittlerweile auch Alternativen aus Bambus, oder andere natürliche Bürsten, die nicht nur deinem Haar, sondern auch der Umwelt guttun.

DIE RUNDBÜRSTE

Hast du sehr feines Haar und wünscht dir etwas mehr Volumen? Dann ist die kleine Rundbürste genau das Richtige für dich. Mit ihrer Hilfe kannst du deinem Ansatz im Handumdrehen mehr Stand und Volumen verpassen. Außerdem kannst du mit einer niedrigen Hitzestufe auf dem Föhn etwas nachhelfen und deiner Mähne mehr Fülle verleihen.

> Noch mehr Volumen kannst du übrigens mit der großen Rundbürste erreichen. Greife hier am besten zu einem Modell aus natürlichem Material.

DER LOCKENKAMM

Hast du eine natürliche Lockenpracht, dann rate ich eindringlich von eng geborsteten Bursten und Kämmen ab! Greife besser zu Kämmen mit sehr breiten, weit voneinander entfernten Zacken. Auch eine breite Skelettbürste ist für lockiges Haar geeignet. Ohne deine natürlichen Locken zu zerstören, kannst du mit den breit gefächerten Bürsten und Kämmen aus Holz ein befriedigendes Ergebnis erwarten.

ACHTUNG: Ob Holzbürste oder Locken-
kamm, jede Haarbürste muss unbedingt alle zwei bis vier Wochen gerei-
nigt und von verlorenen Haaren befreit
werden. Entferne die Haare dazu am
besten mit einem grobzinkigen Kamm
und spüle anschließend den Bürsten-
kopf mit warmem Wasser und ein
wenig Shampoo ab.

HAARGUMMIS

Wer glaubt, Haargummis können keinen Schaden anrichten,
der täuscht sich gewaltig. Gerade Mädels, die gerne prak-
tisch unterwegs sind und sich oft einen Messy Bun oder Pfer-
deschwanz binden, sollten unbedingt auf die Wahl des richtigen Haargummis achten.

SCRUNCHIES

Ich schwöre auf Scrunchies. Die etwas breiteren Haargummis sind nicht nur optisch durch ihre vielen verschiedenen,
bunten und bedruckten Designs sehr ansprechend, sie sind
außerdem wahre Wohltuer für unser Haar. Versuche hierbei

Modelle aus Öko-Seide zu benutzen, also aus Seide, welche frei von Tierleid ist und nachhaltig hergestellt wurde.

Scrunchies haben keine Naht, zumindest keine, die Haarbruch verursacht. Dünne, synthetische Haargummis haben immer irgendwo eine Naht, eine Metallklammer oder noch schlimmer, einen kleinen Klebestreifen, der das Band zusammenhält. Diese Druckstellen können massive Haarschäden verursachen und unser Haar dauerhaft strapazieren.

ACHTUNG: Finger weg von den Plastikgummis in Spiralform! Sie versprechen zwar keine Haarschäden, sind aber dennoch, genau wie die anderen herkömmlichen Gummis auch, mit einer Plastiknaht versehen, die Reibung erzeugt. Außerdem sind sie sehr kurzlebig, da ihre Spannung schnell nachlässt.

HANDTUCH

Ja, auch die Wahl, oder besser das Weglassen eines Handtuches ist enorm wichtig für die Gesundheit deiner Haare. Grobe, alte und sehr raue Handtücher zerstören deine Haarstruktur. Rubbelst du dann auch noch fest, um dein Haar nach dem Waschen schnellstmöglich zu trocknen, ist das Fiasko vorprogrammiert. Im nassen Zustand ist deine Mähne nämlich etwa dreimal weniger elastisch als sonst, daher sehr sensibel und bricht viel schneller.

PAPAS ALTES T-SHIRT

Die beste, nachhaltigste und billigste Alternative zu herkömmlichen Handtüchern ist ein altes T-Shirt. Entweder du besitzt selbst ein paar ausgewaschene und ausgeleierte Schlafshirts, oder du plünderst den Kleiderschrank deines Papas, Freundes oder Bruders. Je größer, desto besser und angenehmer. Achte aber darauf, dass das Oberteil aus Baumwolle ist und kaufe nicht extra ein neues! Nutze das Shirt nach einem gründlichen, heißen Waschgang genau wie ein Handtuch. Tupfe deine Haare damit sanft ab, oder drücke das Shirt auf deinen Kopf. Im Anschluss kannst du es dir als Turban um den Kopf binden. Trust me, es fühlt sich nicht nur besser an und liegt viel angenehmer auf deinem Kopf auf, es tut auch deinen Haaren und der Umwelt unglaublich gut!

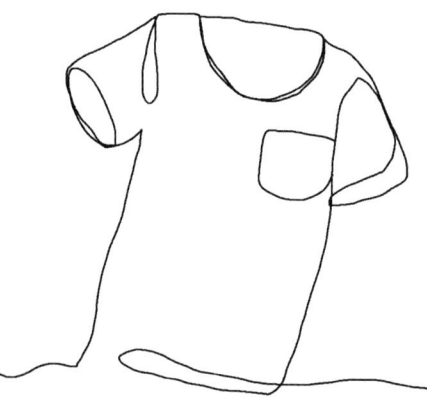

ACHTUNG: Mikrofaserhandtücher haben zwar etwa die gleiche Wirkung wie ein Baumwollshirt, sind allerdings umweltschädlich. Das darin enthaltene Mikroplastik gelangt durch das Waschen in unser Grundwasser und verschmutzt so die Umwelt. Willst du trotzdem nicht auf das sehr angenehme Feeling eines Mikrofaser-Handtuchs verzichten, kannst du dir einen speziellen Waschbeutel besorgen. Dieser filtert dann während des Waschens das Mikroplastik aus deinem Handtuch heraus, du kannst also guten Gewissens deine Haare damit trocknen, ohne ihnen oder der Umwelt dabei zu schaden.

GEHEIMTIPP: BACKPULVER

Wer kennt's denn nicht? Haare erst gewaschen, und schon wieder fettig. Zu häufiges Waschen ist nicht gut für deine Haare, manchmal fehlt dir auch die Zeit dazu und schon greifst du zum Trockenshampoo. Es gibt unzählige Marken und Ausführungen des Notfall-Haar-Retters, nur leider gleichen die meisten eher einem Zuckerspray, sind vollgepumpt mit Chemikalien, riechen unglaublich unnatürlich und zerstören deine Kopfhaut. Auch von Babypuder, einer beliebten und vermeintlich »gesünderen« Alternative zum herkömmlichen Trockenshampoo, ist abzuraten. Es verstopft nicht nur deine Poren, sondern ist meistens auch mit Chemikalien, Erdöl und Duftstoffen versehrt.

Mein Geheimtipp ist daher Backpulver. Normalerweise ist es zwar in der Küche anzutreffen, allerdings macht es sich auch gut in deinem Badezimmerschrank, denn das weiße Pulver ist die ideale Anti-Fett-Lösung. Einerseits ist es billiger als die meisten Trockenshampoos, andererseits ist lediglich Natrium darin enthalten, kein Parfüm, keine zusätzlichen Chemikalien und schon gar kein Erdöl. Immerhin versehen wir auch ohne Bedenken unsere Backwaren damit, Trockenshampoo aus dem Drogeriemarkt würde ich hingegen nicht in meine Ernährung integrieren.

FETT ADÉ

Verteile etwas Backpulver auf deinem fettigen Haar, vorzugsweise am Ansatz. Lass es kurz einwirken und arbeite es dann sanft mit deinen Händen in Haar und Kopfhaut ein. Gerne kannst du auch Papas T-Shirt oder einen anderen Handtuchersatz verwenden, um das Pulver noch gleichmäßiger einzumassieren. Hast du eher dunkleres Haar, so kannst du das Backpulver mit Kakaopulver mischen, um keine weißen Spuren zu hinterlassen. Bei hellem Haar kann es pur aufgetragen werden.

WENN'S DOCH MAL HEISS WIRD

Auch wenn ich von regelmäßigem Föhnen, Glätten, und Locken mit Einsatz von hohen Temperaturen abrate, so kann auch ich nicht völlig auf den Einsatz von Haartrockner, Glätteisen und Lockenstab verzichten. Da allerdings auch herkömmlicher Hitzeschutz meist nichts Gutes verheißt und auf schädliche, verklebende und chemische Inhaltsstoffe zurückgreift, nutze ich gerne grüne Alternativen.

DIY-HITZESCHUTZ:

Apfelessig ist ein wahrer Allrounder. Ich setze ihn für diverseste Pflegeschritte ein, dazu später mehr, unter anderem auch als DIY-Hitzeschutz. Durch die Säure des Essigs zieht sich die Schuppenschicht der Haare zusammen, dadurch legt sich ein natürlicher Schutzschild um unser Haar, der auch vor Hitze schützt. Meine Taktik ist etwas Apfelessig mit Wasser zu vermischen und das Gemisch dann mithilfe einer Sprühflasche gleichmäßig in meinen Längen zu verteilen. Alternativ eignet sich dafür auch kalter Kamillentee.

FRISUREN

Meine Haare waren schon immer ziemlich unzähmbar. An manchen Tagen standen sie mir zu Berge, an anderen Tagen schienen sie kraftlos und spröde. Auch heute erlebe ich Tage, an denen ich mich mit meinen Haaren nicht zu einhundert Prozent wohlfühle, weshalb Frisuren, neue Hairstyles und Locken aller Art eine perfekte Lösung für einen Bad-Hair-Day darstellen. Sie machen nicht nur Spaß, sondern können eine totale Typveränderung hervorrufen. Von Sellerie über Socken bis hin zu Flechtfrisuren, ich habe schon so ziemlich alles probiert und hoffe, dich mit dem ein oder anderen Style inspirieren zu können.

LOCKENPRACHT GANZ OHNE HITZE

Perfekte Locken sind etwas Wunderschönes. Die Hollywood-Stars machen es vor und begeistern uns mit ihrer voluminösen Lockenpracht. Leider sind Lockenstab, Föhn oder gar Dauerwelle wahre Haar-Killer, weshalb ich mich auf die Suche nach Alternativen gemacht habe. Denn wer seinen Look auf-peppen möchte, braucht nicht zwingend Hitze. Socken, Sellerie oder simple Haargummis können mit etwas Geduld ein mindestens genauso tolles Ergebnis bringen, wie Lockenstab und Glätteisen.

BEACHWAVES ÜBER NACHT

Kleine, natürliche Wellen im Haar, wie frisch nach einem Bad im Meer, lassen mein Herz höherschlagen und erinnern mich an Urlaube, Sonne, Strand und gute Vibes. Warum also auf den nächsten Sommerurlaub warten, wenn du dir deine ganz eigenen Beachwaves mit ein paar einfachen Handgriffen selbst zaubern kannst?

ANWENDUNG

1. Wasche dir für deinen Sommerlook die Haare am besten abends vor dem Schlafengehen (wie genau du sie am besten wäscht, erkläre ich dir im Kapitel rund um Haarpflege).

2. Lass deine Haare etwas antrocknen und flechte sie dann in zwei von oben eingeflochtene Zöpfe. Falls du noch kein Profi im Einflechten oder French-Braiden bist, so kannst du sie auch ganz normal flechten, achte aber darauf, soweit oben auf dem Kopf wie möglich damit zu beginnen.

3. Lege dich nun schlafen und träume am besten davon, wie du einen Smoothie am Strand schlürfst und dem Meeresrauschen lauscht.

4. Am nächsten Morgen öffnest du deine Zöpfe und lockerst sie mit deinen Fingerspitzen auf.

5. Gerne kannst du sie auch mit einem sehr breiten Kamm durchkämmen, nutze aber keinesfalls eine Bürste, sonst entsteht Frizz und die natürlichen Beachwaves erinnern plötzlich eher an einen Griff in die Steckdose.

DIE SCHNELLE WELLE

Willst du deine Haare abends nicht waschen, oder die ganze Nacht auf dein Ergebnis warten, so habe ich noch einen kleinen Hack für Instant-Beachwaves.

WAS DU DAFÜR BRAUCHST

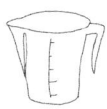 Etwa 250 milliliter heißes Wasser

1 Teelöffel meersalz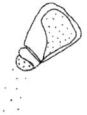

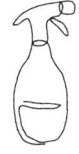 Eine Sprühflasche

Optional: 2-3 Tropfen Lavendelöl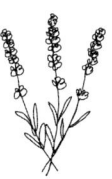

ANWENDUNG

1. Erhitze das Wasser und löse das Salz darin auf. Wichtig ist, dass das Meersalz völlig aufgelöst ist und sich keine Brocken oder Klümpchen mehr in deinem Salzwasser befinden.

2. Transferiere nun das Salzwasser in eine gereinigte und desinfizierte Sprühflasche. Optional kannst du gerne auch etwas Lavendel- oder Kokosöl hinzufügen, um deine Haare gleichzeitig zu pflegen und mit Feuchtigkeit zu versorgen.

3. Nun kannst du auch schon loslegen. Sprühe die Mischung in dein Haar, es kann trocken, aber auch angefeuchtet oder frisch gewaschen sein. Verteile das Salt-Spray in deinen Längen und knete dein Haar gut durch.

4. Lasse es nun an der Luft trocknen, oder föhne kurz auf geringer Hitze nach und schon sind deine Instant-Beachwaves fertig. Auch wenn Salz unser Haar etwas austrocknen kann, ist diese Alternative noch immer schonender als der Lockenstab.

MIT GEMÜSE ZUR TRAUMFRISUR: SELLERIE-LOCKEN

Gesunde Ernährung ist für deine Haare mindestens genauso wichtig wie die Pflege. Ich liebe beispielsweise Selleriesaft, trinke jeden Morgen einen halben Liter davon und habe einen nachhaltigen Weg gefunden, meinen Hairstyle mit dem Verzehr von Sellerie zu verbinden, dabei Zero Waste zu produzieren und zusätzlich einen echt coolen Look zu kreieren.

WAS DU DAFÜR BRAUCHST:

 Haarclips

 Scrunchies oder Haarbänder

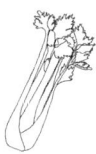 5–10 Stangen Sellerie

ANWENDUNG

1. Diesen Hack kannst du sowohl auf trockenem als auch auf nassem Haar anwenden.

2. Platziere hierfür die erste Stange Sellerie auf deinem Ansatz und wickle eine Haarsträhne um das grüne Gemüse. Am besten so eng wie möglich, um ein ideales Ergebnis zu erzielen.

3. Fixiere den Sellerie oben an deinem Kopf mit der Strähne durch ein Haarclip oder eine Spange und binde unten die Strähne mit einem Scrunchie an das Ende der Selleriestange. Du kannst eine weitere Haarsträhne um die gleiche Stange wickeln, um Sellerie zu sparen.

4. Mache nun mit deinem gesamten Haar so weiter und benutze so viele Stangen, wie für deine Haardichte notwendig. Bei mir waren es acht Stangen.

5. Lasse nun die etwas fragwürdige Konstruktion etwa drei Stunden auf deinem Kopf verweilen.

Je länger du den Sellerie auf deinem Kopf be-
wahrst, desto intensiver werden dann auch die
Locken.

6. Hast du genug von deiner grünen Krone, dann
entferne die Stangen vorsichtig aus deinem
Haar und bewundere das unfassbare Ergebnis.
Auch ich war anfangs skeptisch, aber das Ergebnis spricht für sich.

Willst du dich erstmal davon überzeugen, wie der Look bei mir
aussieht, hier mein Ergebnis:

Extra-Tipp: Die Selleriestangen nun keinesfalls wegschmeißen! Wasche sie nach ihrem Einsatz als Lockenwickler gründlich ab und verfrachtete sie umgehend in deinen Entsafter! Alternativ kannst du sie auch als eine Art Smoothie verwerten. Schneide dafür die Selleriestangen in kleine Stücke und zerkleinere sie mit etwa achtzig milliliter Wasser in deinem Mixer. Anschließend kannst du den Smoothie noch durch ein feines Sieb laufen lassen und schon kannst du dich nach der harten Arbeit für die Traumlocken mit deinem grünen Power-Juice belohnen.

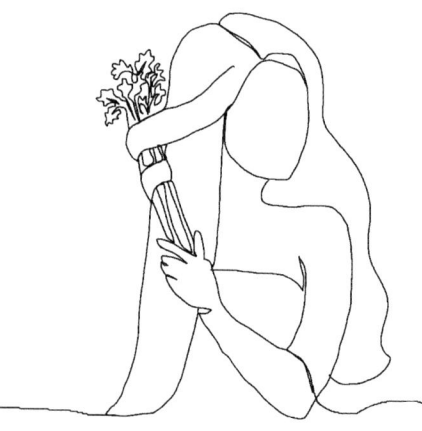

SOCKEN-LOCKEN

Wer keinen Sellerie mag und daher das grüne
Power-Food auch nicht für Locken verschwenden
möchte, der kann auch zu einem Kleidungsstück greifen,
welches mit Sicherheit jeder von euch zu Hause hat: Socken!

ANWENDUNG

1. Für ideale Sockenlocken sollte dein Haar frisch
gewaschen sein.

2. Um extra Glanz herzustellen, empfehle ich
etwas Conditioner, außerdem sollten deine
Haare gebürstet und leicht angetrocknet sein.

3. Nimm dir nun eine saubere Socke zur Hand
und wickle die erste Haarsträhne drumherum.
Rolle die Socke Richtung Kopf, so hoch wie
möglich.

4. Schlüpfe mit deinem Finger in die Öffnung der Socke, um sie dann, wie beim Zusammenfalten, in sich hinein zu stülpen.

5. Mache das nun so lange, bis du keine Haare mehr übrighast und alle Strähnen in kleinen Socken-Pouches auf deinem Kopf verpackt sind.

6. Keine Sorge, die Socken-Knödel halten gut und benötigen keine extra Fixierung durch Klammern oder Spangen.

7. Nun heißt es wieder warten. Entweder lässt du die Sockenlocken über Nacht einwirken, oder du entfernst sie nach ein paar Stunden. Das Ergebnis wird dich überraschen!

Gerne kannst du dich hier erstmal selbst von der Socken-Power überzeugen:

Hitzefreie Locken sind wunderschön. Sie fügen deinen Haaren keinen Schaden zu, versprechen ein mindestens genauso schönes Ergebnis und machen außerdem unglaublich viel Spaß. Ich habe schon mit so ziemlich allem herumexperimentiert, was mir in die Finger kam. Anstatt mit Sellerie, kannst du's auch mal mit einer Banane versuchen, die Socken kannst du mit einer Strumpfhose ersetzen. Auch Kochlöffel, Stoffbänder oder Rhabarberstangen können künftig in deine Locken-Routine eingebaut werden. Deiner Kreativität sind hier keine Grenzen gesetzt und jeder neue Versuch ist aufregend, denn wie genau das Ergebnis aussehen wird, ist nie garantiert. Spaß, Nachhaltigkeit und Haargesundheit allerdings schon! Bist du dir anfangs noch unsicher, wie das klappen soll, kannst du dir auch gerne von Mama, Oma, oder einer Freundin helfen lassen, denn gemeinsam macht Haircare noch mehr Spaß.

PS: Erzähl's keinem weiter, denn eigentlich ist es ein gut behütetes Geheimnis, aber für meine TikTok-Videos verwende ich nicht immer mein gesamtes Haar. Wie du dir vorstellen kannst, geht das locken, stylen und frisieren ganz schön in die Oberarme. Bei meiner Dichte und Länge an Haaren, verwende ich oft nur ein Drittel davon für Lockenvideos und andere Style-Hacks, den Rest verstecke ich hinter mir. Bis jetzt ist es noch niemandem aufgefallen, also pssssst!

NEW HAIR, NEW ME

Willst du eine Typveränderung, so musst du nicht gleich zum Friseur rennen. Selbst eine neue Farbe kannst du dir einfach, ohne Chemie und nachhaltig zu Hause verpassen, dazu kommen wir aber noch. Willst du mit dem Mut zur Farbe noch etwas warten, kannst du auf ganz simple Tricks zurückgreifen, die dir im Handumdrehen einen neuen Look verpassen. Ohne Chemie, ohne Hitze und ohne teure Friseurkosten.

KURZE HAARE OHNE SCHERE

In meiner Jugend wagte ich es. Radikal trennte ich mich von meiner Mähne und rockte einen Kurzhaarschnitt. Auch wenn ich die Entscheidung nicht bereue, so habe ich doch in manchen Momenten meine langen Haare vermisst. Heute bin ich unglaublich glücklich und zufrieden mit meinen Haaren, trotzdem finde ich sie manchmal langweilig und träume erneut von kürzeren Haaren. Wie das eben ist, wir wollen immer das, was wir gerade nicht haben. Allerdings will ich mich nicht mehr von meinem Rapunzel-Haar trennen, weshalb ich einen einfachen Weg gefunden habe, um den Kurzhaarschnitt for a day zu erzielen. Ohne Schere, ohne Friseur und ohne Reue.

ANWENDUNG

1. Alles, was du für die täuschend echt wirkenden kürzeren Haare benötigst, ist ein Faden.

2. Binde ihn um deine Spitzen herum, sodass auf beiden Seiten noch genügend Schnur übrigbleibt.

3. Ziehe den Faden nun so hoch, dass die überschüssigen Haare in deinem Nacken liegen und von den oberen bedeckt werden.

4. Den Faden kannst du nun auf deinem Kopf zusammenbinden und unter Stirnfransen oder Haupthaar verstecken.

Zur Veranschaulichung,
hier mein Versuch:

ANNA'S FAVORITE

Meine absolute Lieblingsfrisur, die nicht nur superschnell gemacht ist, sondern dich auch ruck zuck in eine griechische Göttin verwandelt, ist das Haarband aus Haaren. Klingt vielleicht verwirrend, ist aber ganz simpel und verleiht dir den gewissen Extra-Pep im Alltag.

ANWENDUNG

1. Für das Haarband aus Haaren nimm zunächst eine etwa zwei Finger breite Strähne auf der rechten oder linken Seite deines Vorderkopfes, etwas über dem Ohr, zur Hand.

2. Flechte nun die Strähne, bis du an den Haarenden angelangt bist und fixiere den kleinen Zopf mit einem Haarband.

3. Lege die Strähne danach über deinen Kopf wie ein Haarband, bis hin zu deinem anderen Ohr. Fixiere sie unter deinen Haaren mit einem Clip und schon ist der Look fertig!

Hitzefreie Locken zählen zu meinen absoluten Lieblingsstyles! Du kannst sie bereits am Vorabend, oder am Nachmittag vor einer langen Partynacht vorbereiten und dann ein paar Stunden später das Ergebnis bewundern. Wer mich kennt, weiß außerdem: Flechtfrisuren gehören zu meiner Identität. Meine Oma ist eine wahre Flechtmeisterin, sie ist seit jeher die einzige Person, die meine Mähne bändigen kann und hat mich schon immer inspiriert. Egal ob eingeflochten, französisch, oder zwei kleine Flechtzöpfe am Anfang des Mittelscheitels, Omas Flechtkunst ist die Basis für alle Flechtfrisuren, auf die ich noch heute schwöre. Deiner Kreativität sind in Punkto Frisuren keine Grenzen gesetzt. Erst wenn du verschiedene Styles ausprobierst, weißt du wirklich, was zu dir passt und welche Looks dir stehen. Greife unbedingt zu passendem Equipment, wähle die richtige Bürste abgestimmt auf dein Haar aus und versuche dich im Stylen und Frisieren. Auch wenn es nicht zur Regelmäßigkeit werden sollte, kannst du ab und an zu Glätteisen und Lockenstab greifen, um schnellere, detailliertere oder langanhaltende Ergebnisse zu erzielen. Ein neuer Hairstyle kann deinen gesamten Typ verändern. Kleine Flechtereien lassen dich elfenhaft und mystisch wirken, während dir Sockenlocken wahren Glamour verpassen.

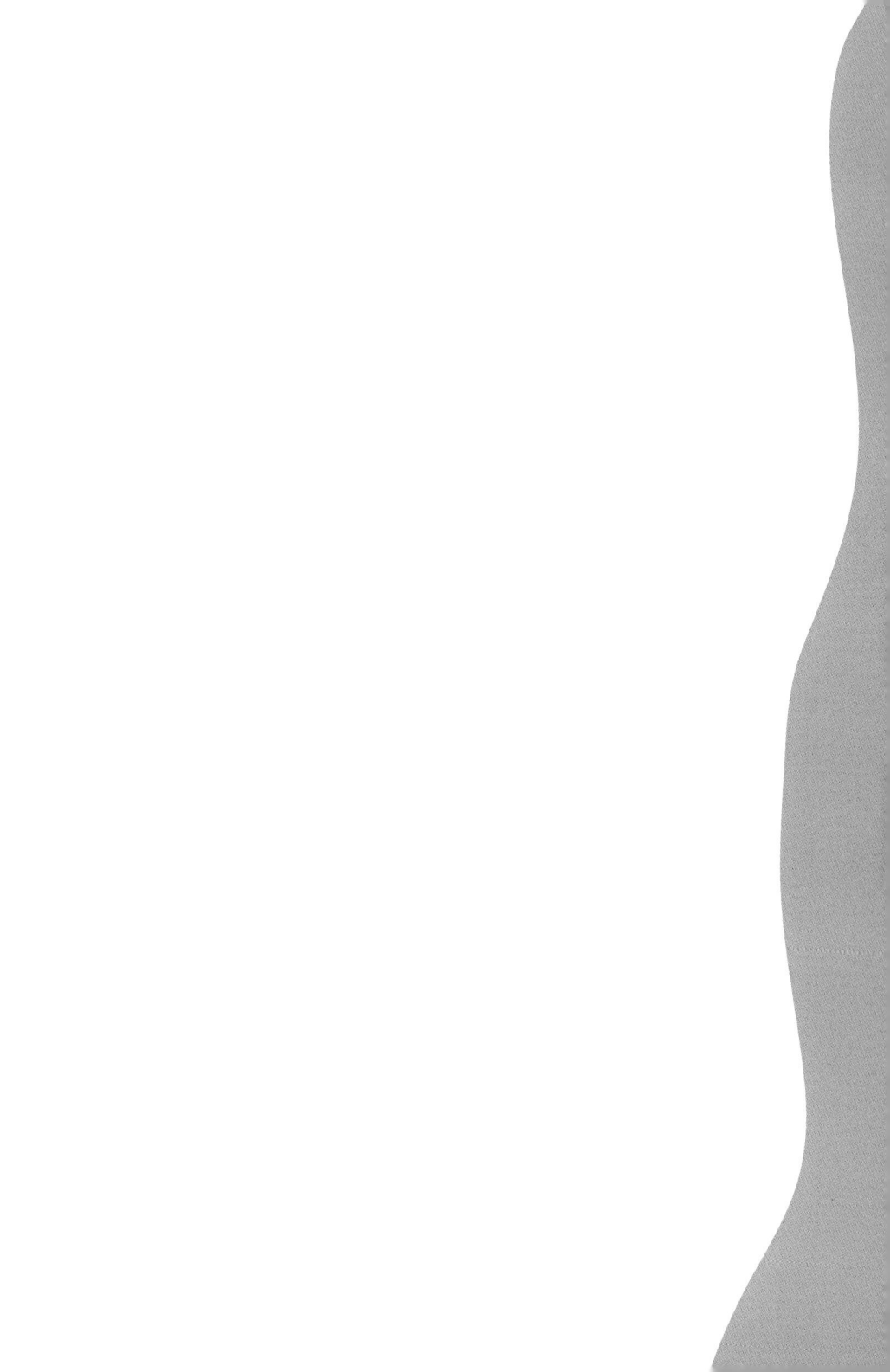

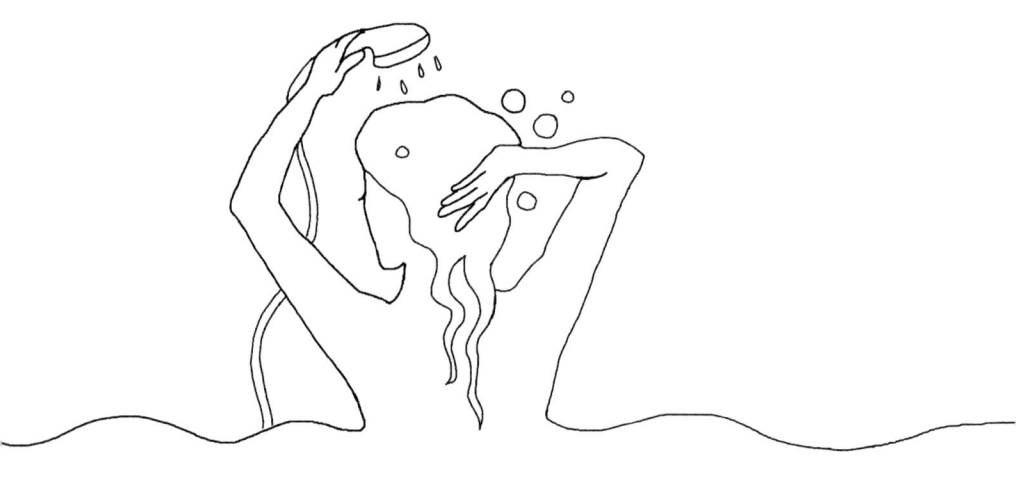

KAPITEL 4
ANNAS NATÜRLICHE
HAARPFLEGE

Nachdem ich mir aufgrund meines Ex-Freundes die Haare färbte und im Anschluss aus Frust abschnitt, musste ich mich erstmal an mein neues Ich gewöhnen. Meine Haare waren kurz. Kürzer denn je. Auch wenn mir die Veränderung gefiel und ich froh war, endlich meine roten Pumuckl-Haare los zu sein, so vermisste ich meine Rapunzelmähne von Tag zu Tag mehr. Nach etwa zwei Monaten des Pixie-Cuts fehlte mir vor allem die Schutzfunktion meiner Haare. Es mag vielleicht esoterisch oder abergläubisch klingen, aber ich hatte das Gefühl, mit meinen langen Haaren auch eine Art sechsten Sinn zu verlieren. Ich hatte das Gefühl, mit ihnen mehr zu spüren und wahrzunehmen, plötzlich waren meine Antennen allerdings weg und ich suchte nach Wegen, Methoden und Tricks, sie so schnell wie möglich wieder zurückzubekommen. Außerdem stellte ich fest, dass Haircare so viel mehr als nur Waschen und Trocknen ist. Haircare ist Selbstliebe und kann durch natürliche Produkte, Öle und selbstgemachte Spülungen wahnsinnig entspannend sein.

Schwer abbaubare, chemische und umweltschädliche Inhaltsstoffe machen unserem Planeten zu schaffen. Der Müll, der außerdem durch die Unmengen an Plastikflaschen unserer Conditioner und Haarmasken produziert wird, kann durch den Einsatz von Hausmitteln und natürlichen Ölen drastisch minimiert werden.

Folgend will ich dir meine eigene, ganz persönliche Haarpflege-Routine näherbringen, ich will dich vor den No-Gos in der Haarpflege bewahren und dir außerdem saisonale Tipps für den Erhalt gesunder Haare mit auf den Weg geben.

HAIRCARE = SELFLOVE

Haarpflege ist so viel mehr als das bloße Ölen, Shampoonieren und Spülen. Haarpflege ist Selbstliebe. Alltagsstress, Krisen und negative Nachrichten beeinflussen unser tägliches Leben. Oft sehen wir Aufgaben, die uns, unseren Körper und unser Wohlbefinden belangen, als Zeitfresser an, schenken ihnen kaum Aufmerksamkeit und wollen am liebsten so schnell wie möglich damit fertig werden, um uns wieder Job, Beziehung oder Ausbildung zu widmen. Die heutige Gesellschaft verlangt uns, vor allem den jungen Menschen, wahnsinnig viel ab. Leistungsdruck, Freizeitstress und ständige Erreichbarkeit sind allgegenwärtig und lenken unseren Fokus oft weg vom Wesentlichen. Nämlich uns selbst.

Vielleicht solltest du künftig einmal die Woche ein Date mit dir und deinen Haaren vereinbaren. Die tägliche Haarpflege muss allein aus logistischen Gründen etwas kürzer und weniger umfangreich ausfallen, aber zumindest einmal die Woche, oder alle zwei Wochen, solltest du dir etwas mehr Zeit für dich und deine Haare nehmen. Quasi eine Art Wellnesstag, an dem du zur Ruhe kommst, dich um dich, deine Haare, vielleicht auch deine Haut kümmerst und dich ein wenig selbst verwöhnst, denn das hast du mit Sicherheit verdient.

DU BIST ES DIR WERT

Wie schon der Slogan einer Beauty-Marke korrekt erfasst hat, solltest du es dir wert sein, Zeit in dich selbst zu investieren. Damit meine ich nicht stundenlanges Schminken und Stylen, sondern Tiefenpflege, Wellness und Selfcare. Viele junge Frauen verbringen Stunden damit, ihre Haare zu stylen, glätten, föhnen und färben. Dagegen ist auch nichts einzuwenden, solange den Haaren auch irgendwann etwas für all die Strapazen zurückgegeben wird. Machst du dich zum Feiern gerne hübsch, glättest dir ab und an die Haare, oder lockst sie lieber mit einem Lockenstab als mit Socken, ist das völlig in Ordnung, achte lediglich darauf, deinem Haar und dir selbst im Gegenzug etwas Gutes zu tun. Eine umfangreiche Haarkur, eine selbst angefertigte Maske, für die ich übrigens noch ein tolles Rezept für dich vorbereitet habe, oder eine ausgiebige Kopfmassage mit einem passenden Öl, können eine meditative Wirkung hervorrufen, dir dabei helfen, dem Alltagsstress zu entfliehen und dir ein kleines Stück Wellness nach Hause bringen. Außerdem verdienen deine Haare, die ständig Umwelteinflüssen ausgesetzt sind, so wie du auch, eine kleine Auszeit.

DIE SILIKONFREIE REALITÄT

Hast du bereits in der Vergangenheit versucht, dich mit dem Thema natürliche und nachhaltige Haarpflege auseinanderzusetzen und bist auf Produkte ohne die zehn vorne angeführten Schadstoffe umgestiegen, so warst du nach der ersten Haarwäsche mit deinem neuen Shampoo vielleicht enttäuscht. Wer auf Naturkosmetik umsteigt und auf chemische Zusätze in seinem Shampoo verzichtet, klagt nach ersten Versuchen oft über sprödes, brüchiges, plattes und alles in allem weniger schönes Haar als zuvor. Oft greifen Kundinnen wieder zu altbekannten Chemiebomben, da das Gefühl nach dem Waschen besser, die Haare glänzender und der Preis leider auch noch immer um einiges billiger ist. Dabei sind die natürlichen Produkte nicht dafür verantwortlich, unser Haar weniger gesund wirken zu lassen, sie zeigen uns lediglich die harte, bittere und silikonfreie Realität auf.

Silikone sind in fast jedem herkömmlichen Shampoo enthalten. Wie ich bereits erwähnt habe, legen sie eine Art unsichtbaren Film über unsere Haare, glätten sie und verkaufen uns ein Bild schöner, gesunder Haare. Allerdings ist das lediglich der Schein. Unser Haar ist tatsächlich ganz und gar nicht gesund, es wird lediglich durch Silikon, was nichts anderes als Plastik ist, zusammengehalten. Die Krux daran? Silikon verschwindet nicht einfach wieder aus unserem Haar, kann kaum mit normalen Produkten, geschweige denn Wasser ausgewaschen werden und bleibt als Build-Up in unserem Haar zurück: Schicht für Schicht lagert sich der Schadstoff, der übrigens auch die Umwelt belastet, auf unserem Haar an, um ihn wieder loszuwerden, müssen entweder starke Reinigungs-mittel, viel Geduld, oder der Friseur herangezogen werden. Mittlerweile gibt es nämlich bereits spezielle Behandlungen, um das Silikon mittels eigener Prozedur von Fachpersonal aus den Haaren zu entfernen. Was da alles von vermeintlich »sauberem« Haar abgeschabt wird, ist schockierend.

Silikone sind ein Paradebeispiel für die Symptombehand-lungs-Mentalität der Beauty-Industrie. Bereits geschädigte Haare werden mit einem Filter überdeckt, glänzend und ge-schmeidig gemacht. Was darunter lauert, ist strapaziertes, geschädigtes und ungesundes Haar, welches sich aufgrund der ständigen Chemie- und Silikonzufuhr nie erholen kann. Steigen wir nun plötzlich von diesen symptombehandelnden, überdeckenden und realitätsverweigernden Produkten auf ein natürliches Shampoo, frei von Silikonen und Co., um, so setzt erst einmal der Schock ein. Denn plötzlich sehen wir die wahre Verfassung unserer Haare, und daran müssen wir uns erst einmal gewöhnen. Akzeptieren wir irgendwann den Ist-Zustand unserer Haare und hören auf damit, uns selbst und unsere Kopfhaut zu belügen, so können wir endlich die ersten Schritte in Richtung natürlicher Haargesundheit gehen und langsam die wahren Mängel und Probleme unseres Haar-wachstums in Angriff nehmen.

APFELESSIG HAIR RINSE

Was uns die Beauty-Industrie verheimlicht? Für fast jeden schädlichen, umweltbelastenden und ungesunden chemischen Inhaltsstoff gibt es eine natürliche Alternative. Die Natur, Omas Kräutergarten oder Mamas Gemüsebeet haben so viel mehr als nur leckere Salattoppings und Suppeneinlagen zu bieten. Auch unser Haar kann nachhaltig von Obst, Gemüse, Küchenhelfern und Kräutern profitieren. Ein exzellentes Beispiel dafür ist Apfelessig, oder wie ich ihn gerne nenne, natürliches Silikon. Die Ein-Liter-Bio-Variante ist bereits für 1,50 Euro im Supermarkt erhältlich und bewirkt wahre Wunder, auch wenn der Geruch anfangs vielleicht etwas gewöhnungsbedürftig ist.

Apfelessig ist wahrlich ein Allrounder. Er erzielt ähnliche Effekte wie Silikon, spielt unserem Haar dabei allerdings keine heile Welt vor, sondern pflegt und verschönert es tatsächlich. Aufgrund seines pH-Werts hilft der Apfelessig vor allem brüchigem und trockenem Haar dabei, seinen eigenen Säureschutzmantel wiederaufzubauen, der durch Industrie-Shampoos oft zerstört wird. Dadurch erstrahlt unser Haar wieder in neuem Glanz, es erscheint glatter, weniger frizzy und auch Spliss wird vorgebeugt. Apfelessig hilft zudem bei Schuppenbildung und juckender Kopfhaut. Vor allem wenn ich unter Druck und Stress stehe, ist der Rinse beim Umgang mit trockener Kopfhaut ein wahres Wundermittel. Außerdem löst der Apfelessig chemische Reste von Spülungen, Sprays und anderen Produkten aus dem Haar, verhindert schnelles Nachfetten und schließt die zuvor durch Waschen und Hitze geöffneten Haarfollikel.

Die Apfelessig-Spülung eignet sich für alle Haartypen, egal ob gelockt oder glatt, trocken oder schnell fettend. Außerdem gibt es Bio-Apfelessig in Glasflaschen zu einem sehr günstigen Preis, du sparst dir also nicht nur Geld, sondern tust dir und der Umwelt einen riesengroßen Gefallen. Je nach Haarlänge und Fülle kannst du die Mengen in einem Verhältnis von 1:4 anpassen.

WAS DU DAFÜR BRAUCHST:

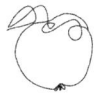 250 milliliter Bio-Apfelessig

I Liter Wasser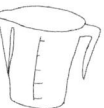

 Bei Bedarf: ätherische Öle zur Geruchsneutralisierung

ANWENDUNG

1. Mische vor deiner Hair-Routine, vor dem Duschen und Haarewaschen, in einem Behältnis einen Liter Wasser mit vier bis fünf Esslöffel Apfelessig.

2. Wasche deine Haare wie gewohnt mit einem milden Shampoo und verteile im Anschluss an deine Routine die Apfelessig-Mischung in deinem Haar.

3. Massiere die Spülung in deine Kopfhaut und Haarwurzeln ein. Je schneller dein Haar nachfettet, desto intensiver und länger kann der Essig einmassiert werden.

4. Lass nun erneut etwas Wasser durch dein Haar rinnen, wasche den Essig allerdings nicht komplett aus und lass deine Haare trocknen.

Keine Sorge, der Essiggeruch verfliegt normalerweise spätestens dann, wenn die Haare wieder trocken sind, alternativ kannst du ihm aber gerne mit ätherischen Ölen entgegenwirken. Bei Bedarf kann die saure Spülung alle paar Wochen, nach jeder Haarwäsche, aber auch täglich angewandt werden. Deine Haare werden es dir mit Sicherheit danken und du wirst mit natürlich glänzendem, leicht kämmbarem und ungefiltert gesundem Haar belohnt.

Wusstest du...

..., dass deine Haare im Winter und im Sommer unterschiedliche Bedürfnisse haben und besonderen Schutz vor Hitze und Kälte verlangen?

HAIRCARE-TIPPS FÜR DEN SOMMER

Egal ob am Meer chillen, den Hausberg besteigen, oder gemeinsam mit Freunden zum See fahren und die Sonne genießen, ich liebe den Sommer und versuche so viel Zeit wie möglich draußen zu verbringen, um Vitamin D zu tanken und die warmen Monate auszunutzen. »Sonnencreme nicht vergessen« hat sich mittlerweile in die meisten Köpfe eingebrannt. Aber nicht nur unsere Haut, sondern auch unser Haar können unter heißen Temperaturen, Sonneneinstrahlung und Pool-, sowie Meerwasser leiden. Umso wichtiger, dass wir auch im Sommer ein paar einfachen Tipps folgen, um unsere Mähne zu schützen.

1. TRAGE EINE KOPFBEDECKUNG

Was passiert mit Kartoffeln, wenn das Feld, auf dem sie wachsen, zu trocken ist? Richtig, sie können nicht gedeihen. Genauso ist es mit unseren Haaren. Schützen wir unsere Kopfhaut nicht vor direkter Sonneneinstrahlung, trocknet sie aus und unsere Haare können nicht wie gewohnt wachsen. Mein Tipp: Trage unbedingt eine Kopfbedeckung, vor allem wenn du länger als zwei Stunden in der Sonne verbringst. Ein Bucket-Hat, eine Kappe, oder ein Strohhut eignen sich optimal für den Haarschutz und peppen jedes Outfit und jeden Bikini auf.

2. HALTE DEIN HAAR TROCKEN

Chlor trocknet dein Haar aus. Vermeide daher den Kopfsprung in den Pool. Auch Salzwasser ist auf Dauer nicht förderlich für deine Haarpracht. Willst du trotzdem nicht auf den natürlichen Beachwave-Look direkt aus dem Meer verzichten, so bürste deine Haare keinesfalls im Anschluss aus, sondern wasche und pflege sie erst, bevor du Kamm und Bürste einsetzt. Willst du dir den Sprung ins kühle Nass, egal ob Pool oder Meer, nicht nehmen lassen, so binde deine Haare in einer schützenden Frisur, wie einem Dutt, oder geflochtenen Zöpfen zusammen und dem Badespaß steht nichts mehr im Weg!

3. ARGAN- UND JOJOBAÖL FÜR HEISSE TAGE

Um dem Austrocknen durch Sonne, Poolwasser und Salz vorzubeugen, lohnt es sich, die Spitzen regelmäßig mit einem natürlichen Öl zu pflegen. Massiere deine Längen mit Argan- oder Jojobaöl ein, damit sie auch im Sommer glänzen und gesund bleiben. Alternativ kannst du gerne auch andere Öle verwenden. Willst du es etwas günstiger haben, so eignet sich beispielsweise auch Olivenöl.

HAIRCARE-TIPPS FÜR DEN WINTER

So schön auch der Schnee, die Weihnachtsmärkte und die Spaziergänge im Wald sein können, so schädlich ist die Kälte für unser Haar. Ähnlich extremer Hitze trocknet auch extreme Kälte nicht nur unsere Haut, sondern auch unser Haar aus. Frost und Schnee strapazieren außerdem unsere Kopfhaut. Unsere Talgdrüsen fahren bei tiefen Temperaturen ihre Aktivität herunter, produzieren weniger Talg, weshalb die Haut zu Trockenheit neigt. Achtest du im Winter auf folgende Tipps, kannst du Haarbruch, schuppiger Kopfhaut und trockenem Haar entgegenwirken.

1. GEHE NIEMALS MIT NASSEN HAAREN NACH DRAUSSEN

Auch wenn du vielleicht jetzt an deine Mutter oder Oma denkst, die dich vor dem Rausgehen mit nassem Haar warnt, da du ja sonst krank werden könntest, liegt meine Bitte einer anderen Erklärung zu Grunde. Nasse Haare sind nämlich besonders empfindlich, können bei tiefen Temperaturen schnell gefrieren und danach abbrechen. Wasche deine Haare im Winter lieber abends, oder föhne sie morgens auf niedriger Stufe durch. Auch wenn du manchmal gestresst bist, nasse Haare an die Winterluft zu lassen, ist fatal und sollte unbedingt vermieden werden.

2. BEDECKE DEINE HAARE

Ähnlich wie Sonnenschutz im Sommer verlangen deine Haare auch im Winter nach Protektion. Trage deine Haare am besten immer unter einer Haube, einem Schal oder einer Kapuze, um Kopfhaut und Haare nicht direkt Kälte, Schnee und Frost auszusetzen.

3. ÖLEN, ÖLEN, ÖLEN

Ich muss meine Haare im Winter mindestens doppelt so oft ölen wie im Sommer. Auch wenn Hitze, Sonneneinstrahlung und Salz die Haare austrocknen, so sind klirrende Kälte, Frost und eisiger Wind noch um einiges fataler. Die spröden Enden müssen regelmäßig geölt werden, sonst hilft am Ende der kalten Monate lediglich die Schere. Falls du bereits vorbehandelte, gefärbte oder blondierte Haare hast, kannst du die Dosis für dein Oiling ebenfalls erhöhen. Vor allem blondierte Haare trocknen extrem schnell aus und ziehen Öl ein wie ein Schwamm. Hast du wiederum fettiges Haar und wäscht es jeden Tag, kannst du etwas weniger Öl verwenden, da deine Kopfhaut bereits natürlich viel Öl produziert. Hier ist allerdings anzuraten, unbedingt eine Holzbürste zu verwenden, die das Öl von der Kopfhaut bis in die Spitzen hinunter verteilt.

Unser Haar leidet mit uns. Unsere Kopfhaut noch mehr. Schützen wir sie nicht vor Hitze, Kälte und Wettereinflüssen, so wie wir auch unsere Haut und unseren Körper schützen, müssen wir mit Konsequenzen rechnen. Unsere Haut verlangt im Sommerurlaub, aber auch auf der Skipiste, nach Sonnencreme. Unsere Kopfhaut und unsere Haare verdienen ähnlichen Schutz. Vor allem natürliche Öle und das Bedecken des Hauptes können dabei große Hilfen für wenig Aufwand darstellen und uns schönes Haar trotz Pool-Day und Schneeschuhwanderung garantieren.

ACHTUNG: Achte unbedingt darauf, deine Haare nicht direkt nach dem Ölen zu föhnen oder zu glätten. Behandelst du deine eingeölten Haare mit Hitze, brätst du sie regelrecht an, frittierst sie quasi. Warte nach dem Ölen also mit dem heißen Stylen, oder öle deine Spitzen erst danach.

NO-GOS IN DER HAARPFLEGE

Damit natürliche Inhaltsstoffe, Masken, Kuren und deine hoffentlich bald neue, überarbeitete Haircare-Routine auch tatsächlich fruchten können, müssen wir vorerst noch einige grundlegende No-Gos identifizieren, die uns dabei hindern, unser Haar zu stärken und zu gesünderem Wachstum anzuregen. Ähnlich wie die Wahl der richtigen Bürste und der Verzicht auf ein Baumwollhandtuch, können kleine Handgriffe und Veränderungen unserer Gewohnheiten unser Haar in neuem Glanz erstrahlen lassen.

1. NASS BÜRSTEN

Ich hoffe, du hast bereits die passende Bürste für deine Bedürfnisse gefunden. Allerdings reicht Material alleine nicht aus, um Veränderung zu erzielen. Auch die Technik ist wichtig. Bürste deine Haare daher niemals durch, solange sie noch nass sind. Erst wenn sie angetrocknet sind, darfst du dein Haar von unten an nach oben hin durchkämmen oder bürsten.

2. HEISS FÖHNEN

Ein weiteres No-Go ist das zu heiße Föhnen. Schaffst du es nicht, komplett auf das Föhnen zu verzichten, dann nutze bitte niemals die höchste Stufe. Auch die niedrigste oder die mittlere Hitzestufe sind warm genug, um dein Haar zeitnah zu trocknen. Die Föhnstärke wiederum kann auf höchster Stufe eingestellt sein. Achte außerdem darauf, vorwiegend deine Längen zu föhnen. Halte den Föhn so weit wie möglich entfernt von deiner Kopfhaut, denn die Hitze trocknet aus und fördert Risse und Schuppen.

3. WARM WASCHEN

Ich liebe nichts mehr als in der heißen Dusche zu stehen, alle Sorgen und Probleme des Alltags zu vergessen und meinen Gedanken freien Lauf zu lassen. Allerdings ist zu warmes Wasser für unser Haar nicht annährend so entspannend wie für unseren Geist. Auch wenn es anfangs vielleicht etwas ungewohnt ist, solltest du versuchen, deine Haare maximal mit lauwarmem Wasser, also bei geringerer Temperatur zu waschen. Für den Extra-Kick kannst du nach Beenden deiner Haarwäsche noch einmal die Temperatur verringern, deinen Körper mit kaltem Wasser abspülen und frisch in den Tag starten.

4. ALLE HAARE EINSHAMPOONIEREN

Ich glaube, dieser Irrglaube löst sich schön langsam aus unseren Köpfen auf, ich will aber trotzdem noch einmal anmerken und betonen, wie wichtig es ist, lediglich die Kopfhaut, die Haarwurzeln und all jene Haare, die direkt auf unserem Ansatz wachsen, mit Shampoo zu behandeln. Die Längen und die Spitzen sollten keinesfalls mit Shampoo mitgewaschen werden, denn das trocknet aus und verursacht Schäden in der Haarstruktur. Unsere Längen sollten lediglich Spülungen, Masken und Öl ausgesetzt werden. Alle Haare auf einmal zu shampoonieren, ist jedenfalls ein absolutes No-Go!

ANNAS EXTENDED HAIRCARE ROUTINE

Bevor ich dir nun ein paar simple Hacks, natürliche Kuren und Masken vorstelle, die du einfach zu Hause nachmachen kannst, möchte ich dir Schritt für Schritt erklären, wie meine Haircare-Routine aussieht. Du musst ihr nicht folgen, sie ist auf mein Haar, meine Bedürfnisse und meine Liebe zur Nachhaltigkeit aufgebaut, vielleicht kann sie dich allerdings inspirieren oder dir einen Rahmen bieten und dir aufzeigen, wie eine Rundum-Haarpflege-Routine aussehen kann. Also eine Routine, die ich an meinem Self-Love-Day anwende, einmal in der Woche, vielleicht auch nur zwei Mal im Monat. Aber immer dann, wenn ich mich selbst belohnen, einen Spa-Day abhalten, und mir, meiner Psyche und meinen Haaren etwas besonders Gutes tun will. Ich nenne diese Tage gerne Annas Pampering-Day, zu deutsch Annas Verwöhntag.

ANNAS PAMPERING-DAY

1. OILING: Bereits am Morgen, am Vorabend oder ein paar Stunden, bevor es mit der Haarbehandlung weitergeht, gönne ich meinem Haar und vor allem meiner Kopfhaut eine Sculp-Oil-Massage. Ich verwende dafür gerne Jojobaöl, allerdings eignet sich auch Arganöl, oder ein Extrakt aus Brennnessel, Rosmarin oder anderen kopfhautanregenden Essenzen. Ich tropfe das Öl in mein Haar und auf meinen Kopf, massiere meine Kopfhaut im Anschluss kopfüber für einige Minuten und lasse das Öl dann einwirken. Ich verbleibe eine Weile mit dem öligen Look, widme mich der Hautpflege, lese, oder überlege mir neue Hacks. Im Idealfall nehme ich mir einige Stunden Zeit, um das Öl arbeiten zu lassen.

2. ERSTE SHAMPOO-RUNDE: Nachdem das Öl so lange wie möglich einwirken durfte, geht es ab in die Dusche oder Badewanne. Da es mein Spa-Day ist, bevorzuge ich die Wanne, mit einem natürlichen ätherischen Öl, ein paar Kerzen und ultimativem Wohlfühlfaktor. Ich nehme mein bevorzugtes Shampoo zur Hand. Ich empfehle hierfür gerne die Produkte von *Ringana*. Momentan arbeite ich außerdem selbst an einem eigenen Shampoo, das wirklich all meine Bedürfnisse abdeckt und nur aus gesunden, natürlichen und umweltfreundlichen Inhaltsstoffen besteht. So lange du allerdings darauf achtest, dass keiner der No-Go-Inhaltsstoffe in deinem Shampoo enthalten ist, hast du bereits gewonnen. Ich massiere das Shampoo nun sanft in die Kopfhaut ein, stimuliere währenddessen auch mein Haarwachstum und wasche es wieder aus.

Nicht vergessen:
Keinesfalls das gesamte Haar
mit Shampoo einreiben!

3. ZWEITE SHAMPOO-RUNDE: An meinem Pampering-Day wasche ich mein Haar zweimal. Einerseits, um tatsächlich das gesamte Öl aus meinem Haar zu waschen, andererseits, um erneut durch das Einmassieren natürlicher Inhaltsstoffe meine Kopfhaut und somit mein Haarwachstum zu aktivieren.

Übrigens: Neigst du zu schnell nachfettendem Haar, würde ich die zweite Shampoo-Runde unbedingt weglassen!

4. MASKE: Im Anschluss an die doppelte Shampoonierung kommt nicht wie oft falsch angenommen der Conditioner zum Einsatz. Ich selbst habe jahrelang fälschlicherweise zuerst zur Pflegespülung, dann zur Haarmaske gegriffen, bis ich herausfand, dass das Haar die Inhaltstoffe einer nährenden Maske erst gar nicht annehmen kann, wenn es zuvor von einem Conditioner versiegelt wurde. Deswegen unbedingt zuerst Maske, dann Spülung! Vor allem an Selfcare-Days gönne ich meinen Haaren gerne eine pflegende Maske, denn die Zeit nehme ich mir nicht bei jeder Haarwäsche. Achte auch hier darauf, ein nachhaltiges Produkt zu verwenden, oder mache dir deine Maske, so wie ich, einfach selbst! Leinsamen sind eine tolle Basis für eine nährende Haarmaske, das

Rezept dafür stelle ich dir im Anschluss noch neben anderen natürlichen Pflege-Boostern bereit. Lass deine Maske dann einige Minuten oder auch gerne länger einwirken. Ich putze mir in der Einwirkzeit gerne die Zähne, tanze in der Dusche, oder verwöhne mich zusätzlich mit einer Gesichtsmaske. Danach erneut auswaschen und schon geht's weiter.

5. CONDITIONER: Im Zuge meiner ausgiebigen Haarpflege-Routine will ich auf nichts verzichten. Deswegen gönne ich meinen Haaren im Anschluss an die Maske noch eine Pflegespülung. Ich habe hierfür eine natürliche Pflegespülung ohne chemische Inhaltsstoffe. Ich massiere sie in meine Längen ein, maximal bis zu den Ohren hinauf und lasse sie einige Minuten lang einwirken. Gründlich ausspülen und schon sind wir fast am Ende meines Pampering-Days angelangt. Weiter geht's zum letzten und meinem liebsten Schritt des Wohlfühlprogramms.

Übrigens: Masken und Conditioner immer mit Kühlem Wasser auswaschen!

6. APFELESSIG-SPÜLUNG: Nachdem die Maske aus dem Haar ausgewaschen wurde, folgt mein Lieblingsschritt, die Apfelessig-Spülung. Das Rezept dafür kennst du ja bereits.

Das Wasser-Essig-Gemisch kippe ich mir in Form einer Spülung über Haar und Kopfhaut. Manchmal lasse ich im Anschluss noch etwas Wasser darüber laufen, völlig ausgespült wird der Apfelessig allerdings nicht. Bei Bedarf kann ätherisches Öl dazu gemischt werden, mich stört der Geruch allerdings mittlerweile kaum noch, und sobald das Haar trocken ist, verfliegt auch das saure Aroma.

Im Anschluss an das ausgiebige Wohlfühlprogramm für mein Haar wird es sanft mit einem alten T-Shirt trocken getupft. Mit einer Holzbürste kämme ich mein Haar vorsichtig von unten nach oben durch, und lasse es dann im Idealfall lufttrocknen. Vor allem im Sommer und im Winter können deine Haare nicht genug geölt werden, weswegen ich meine Spitzen gerne am Ende der Prozedur erneut mit ein paar Tropfen Argan- oder Jojobaöl verwöhne.

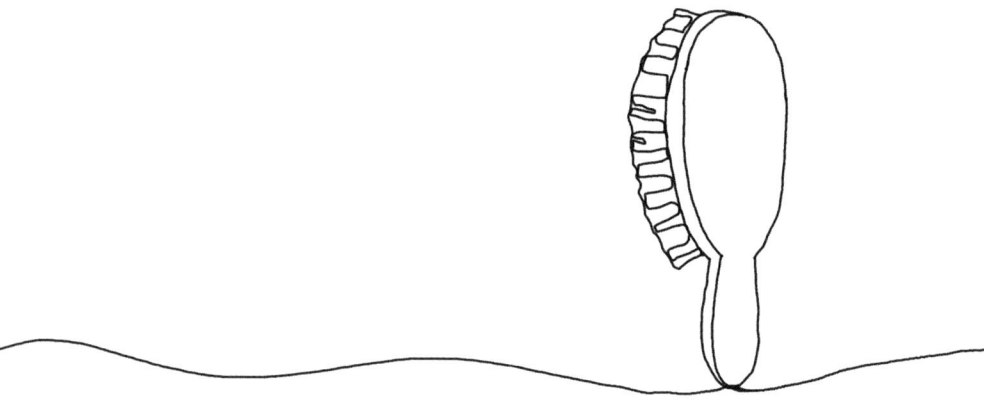

EVERYDAY-HAIRCARE

Auch wenn ich es vermeide, mein Haar zu oft zu waschen, so muss es manchmal schnell gehen. Nicht jeder Haarwaschtag kann ein Self-Love-Tag sein, weshalb auch ich einer unkomplizierten, schnellen und für den Alltag anwendbaren Everyday-Haircare-Routine folge:

1. SHAMPOONIEREN: Wenn es mal schnell gehen muss reicht auch mir ein Waschgang, lässt es die Zeit zu, wende ich allerdings auch manchmal im Schnellwaschgang zwei Shampoo-Runden an.

2. CONDITIONER: Es folgt der Conditioner. Ich lasse ihn kurz einwirken, putze mir in der Zwischenzeit die Zähne und spüle ihn dann mit kaltem Wasser aus.

3. TROCKNEN, KÄMMEN, ÖLEN: Nach dem Conditioner geht es schon raus aus der Dusche. Ich trockne mein Haar leicht an, verwöhne meine Spitzen mit etwas Öl und bürste sie durch, sobald sie nicht mehr allzu nass sind. Und schon bin ich fertig und ready to go.

KEINE ANGST VOR FEHLERN

Niemand ist perfekt. Auch ich nicht. Ich bin keine Friseurin und keine Expertin für jeden Haartyp, weshalb es umso wichtiger ist, dass du mit deinem Haar experimentierst, verschiedene Produkte testest und deine ganz eigene Routine, auf deine Bedürfnisse abgestimmt, entwickelst. Da passieren auch gerne mal Fehler, aber lasse dich dadurch keinesfalls abschrecken! Nimmst du eine falsche Spülung zur Hand, wählst du eine Maske, die dein ohnehin schon fettiges Haar noch mehr nachfetten lässt, oder föhnst du dir aus Zeitmangel die Haare auf einer zu heißen Stufe, so ist das kein Weltuntergang. Stress dich nicht, deine Haare werden es überleben und wenn du ihnen ab und an etwas Liebe und Pflege zurückgibst, so werden sie dir kleine Fehltritte schnell verzeihen.

Um dir nun noch einige Alternativen zu teuren, natürlichen und nachhaltigen Pflegeprodukten näher zu bringen, habe ich eine kleine Auswahl an Pflege-Hacks zusammengestellt. Du brauchst keine überteuerten Masken, Spülungen oder Öle, die Natur, dein Küchenschrank und die Apotheke halten einige Schätze bereit.

NATÜRLICHE PFLEGE-BOOSTER

Nachdem wir nun Do's and Dont's identifiziert, passendes Equipment analysiert und einen Einblick in die Machenschaften der Industrie ergattert haben, können wir uns ein paar Hacks widmen, die ähnlich dem Apfelessig deine Haargesundheit auf natürlichem Weg unterstützen und zusätzlich zu deiner Haircare-Routine, oder an deinem Pampering-Day, in deine Haarpflege integriert werden können. Sie stellen Alternativen zu teuren Pflegeprodukten dar, sind einfach in der Anwendung und können oft mit Ressourcen hergestellt werden, die du entweder in der Küche oder im Garten finden kannst. Sie haben mir dabei geholfen, nach dem Kurzhaarschnitt wieder an gesunder Länge zu gewinnen. Meine natürlichen Pflege-Booster sind nicht nur nachhaltig, umweltfreundlich und gut für dein Haar, sie wurden von mir getestet, sind Teil meiner eigenen Haircare-Routine und machen Spaß.

ROSMARINWASSER

Wer sein Haarwachstum auf natürliche Weise ankurbeln will und nebenbei auch noch sein Haar mit Nährstoffen und ätherischen Ölen füttern möchte, der sollte unbedingt regelmäßig eine Rosmarin-Kur machen. Als ich diesen Hack entdeckte, wollte ich erst nicht glauben, dass ein so simpler Trick das Haarwachstum fördern kann, ich überzeugte mich allerdings selbst davon und muss gestehen, Rosmarin ist ein wahres Schönheitselixier und mittlerweile regelmäßiger Bestandteil meiner Haircare-Routine.

Rosmarin, der in vielen Gärten, allerdings auch günstig im Supermarkt zu finden ist, ist ein wahrer Allrounder, was die Wirkung auf unser Haar angeht. Rosmarinwasser belebt und erfrischt die Kopfhaut, regt die Durchblutung an, fördert damit unser Haarwachstum und stärkt unsere Haarfollikel. Außerdem wirkt Rosmarin Haarausfall entgegen, bekämpft Schuppen und Trockenheit der Kopfhaut und verleiht dem Haar Glanz und Geschmeidigkeit. Dass das Kraut tatsächlich Haarausfall entgegenwirkt und Haarwachstum fördert, wurde mittlerweile bereits durch mehrere Studien belegt.

WAS DU FÜR DEIN EIGENES
ROSMARINWASSER BENÖTIGST:

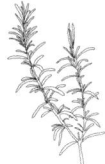

5 Zweige Rosmarin
(je mehr, desto besser)

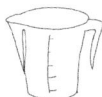

250 milliliter Wasser

Kochtopf

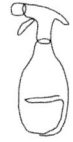

Sprühflasche

ANWENDUNG:

1. Fülle das Wasser in einen Topf und gib die Rosmarinzweige dazu.

2. Lass den Rosmarin nun etwa zwanzig Minuten im kochenden Wasser ziehen.

3. Im Anschluss muss das Rosmarinwasser vollständig abkühlen.

4. Entferne nun die Zweige, lass das Rosmarinwasser durch ein Sieb fließen und fülle es in eine Sprühflasche um.

5. Sprühe dir das fertige Rosmarinwasser am besten vor dem Schlafengehen auf Haare und gesamte Kopfhaut. Hülle deine Haare über Nacht in einen Turban aus einem Mikrofaser-Handtuch oder einem Baumwoll-T-Shirt. Auf diese Art und Weise profitieren deine Haare am meisten von den Wirkstoffen.

Extra-Tipp: Lagere überschüssiges Rosmarinwasser im Gefrierfach, um es länger haltbar zu machen.

Rosmarinwasser pflegt dein Haar, allerdings sind Erfolge nicht über Nacht zu erwarten und erfordern etwas Geduld. Für eine spürbare Wirkung kann das Wunderelixier mehrmals die Woche angewandt werden. Wichtig dabei ist die Regelmäßigkeit.

Übrigens: Hast du sehr helles oder blondiertes Haar, solltest du Rosmarinwasser nicht täglich verwenden. Tatsächlich können die Pflanzenstoffe des Rosmarins sehr helles Haar ein wenig abdunkeln, weshalb Vorsicht geboten ist.

LEINSAMENMASKE

Die vor allem als Superfood bekannten Leinsamen enthalten nicht nur gesunde Omega-3-Fettsäuren, sondern auch viele B-Vitamine und Ballaststoffe. Wie du dich vielleicht erinnerst, sind gerade die B-Vitamine für unsere Haargesundheit und deren Wachstum essenziell. Mittlerweile fanden Forscher außerdem heraus, dass die Samen nicht nur unserer generellen Gesundheit guttun, sondern auch hormonell bedingtem Haarausfall vorbeugen, das Haarwachstum anregen und Frizz bekämpfen können. Die schleimstoffhaltigen Samen wirken wie natürliche Befeuchter, bewahren unser Haar vor dem Austrocknen, verbessern seine Elastizität, stärken das Haar und wirken außerdem Schuppenbildung entgegen. Prinzipiell eignet sich die Leinsamen-Haarmaske für alle Haartypen. Auch wenn jedes Haar von dem Nährstoff-Paket profitiert, so ist gerade trockenes und strapaziertes Haar besonders dankbar für den Feuchtigkeits-Boost der Flachspflanze. Lockige Haare profitieren übrigens von zusätzlicher Sprungkraft dank der Leinsamenmaske. Neigst du zu sehr fettigen Haaren, solltest du lieber auf regelmäßigen Einsatz der schleimigen Maske verzichten.

WAS DU DAFÜR BRAUCHST:

 30 Gramm ganze Leinsamen

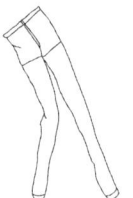 250 milliliter Wasser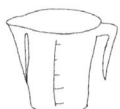

Sieb oder Strumpfhose

ANWENDUNG:

1. Koche die Leinsamen in Wasser auf und lass sie dann unter ständigem Rühren einige Minuten kochen, so lange, bis sie eine dickflüssige, schleimige Konsistenz haben.

2. Drücke nun die Masse durch ein Sieb, oder eine dünne Strumpfhose, sodass das Gel abtropfen kann.

3. Wasche dir nun wie gewohnt die Haare und arbeite das Leinsamen-Gel in dein handtuchtrockenes Haar ein, am besten in der Dusche oder über dem Waschbecken, um eine Sauerei zu vermeiden.

4. Lass die Masse nun solange du willst einwirken und kämme dein Haar danach aus. Ich lasse die Leinsamen-Maske gerne über Nacht einwirken, dafür wickle ich mein Haar in ein altes T-Shirt, lege mich schlafen und wache dann am nächsten Morgen mit glänzendem und geschmeidigem Haar auf.

Extra-Tipp: Hast du Leinsamen-Gel übrig? Kein Problem! Dank meiner Bemühungen, nachhaltiger zu leben, habe ich auch dafür eine Lösung. Die in Leinsamen enthaltenen Lignane wirken entzündungshemmend. Hast du trockene Haut, leidest unter Unreinheiten oder anderen Hautproblemen, kannst du die überschüssige Masse direkt auf Gesicht oder Dekolletee verteilen und nach 15 Minuten Einwirkzeit wieder abwaschen. Deine Haut wird samtig weich und die Haarmaske kann prompt zur Gesichtsmaske umfunktioniert werden. Im Kühlschrank kannst du die fertige Leinsamenmaske übrigens ein bis zwei Wochen lagern.

KAMILLENTEE-SPÜLUNG

Der neueste Trend unter den Hausmitteln für unser Haar sind Teespülungen. Sie versprechen nicht nur Volumen und Glanz, sondern sollen ebenfalls Haarausfall vorbeugen und unsere Kopfhaut mit Nährstoffen versorgen. Außerdem sind sie völlig natürlich, ohne chemische Zusätze und frei von Mikroplastik. Für eine Teespülung kann fast jeder Tee eingesetzt werden, ich empfehle Kamillentee.

Kamillentee wird bekanntlich eine beruhigende Wirkung nachgesagt. Dadurch hilft er vor allem bei juckender und trockener Kopfhaut. Die Inhaltsstoffe der Kamillenblüte sind nachgewiesenermaßen entzündungslindernd, Reizungen durch heiße Föhnluft und Wetterextreme können somit problemlos behandelt werden. Neben Glanz und Geschmeidigkeit kann die Spülung außerdem übermäßige Talgproduktion lindern, wodurch schnell fettendem Haar entgegengesetzt werden kann.

WAS DU DAFÜR BRAUCHST:

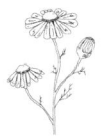

2 Beutel oder 2 Esslöffel Kamillentee

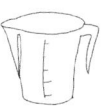

250 Milliliter Wasser

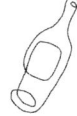

Flasche

ANWENDUNG:

1. Koche Wasser in deinem Teekocher und lass zwei Beutel oder zwei Esslöffel Kamillentee darin ziehen. Der Aufguss kann gerne etwas stärker sein.

2. Lass den Tee nun auf Raumtemperatur abkühlen.

3. Sobald der Tee ausgekühlt ist, kannst du ihn in eine Applikationsflasche umfüllen.

4. Wasche dir nun wie gewohnt die Haare und wende die Spülung direkt danach in der Dusche an.

5. Trage das Teewasser vom Ansatz bis in die Spitzen auf, massiere die Mischung in deine Kopfhaut ein und lass die Spülung dann für rund zwanzig Minuten einwirken.

6. Spüle im Anschluss den Kamillentee mit klarem Wasser aus. Alternativ kannst du die Spülung auch als Leave-In-Kur im Haar lassen, denn sie beschwert nicht und hinterlässt keinen unangenehmen Geruch.

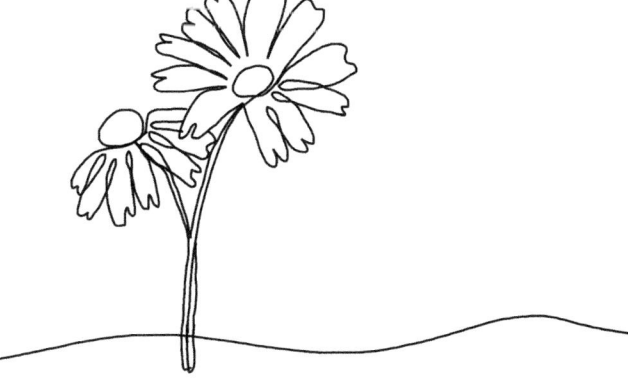

MEINE ÖL-FAVORITEN

Haarkuren, Masken und Pflegespülungen gibt es im Drogeriemarkt en masse. Ich bin mir sicher, auch in deinem Badezimmer sind einige Haarpflegeprodukte zu finden, die bei genauerem Hinsehen vielleicht den einen oder anderen No-Go-Inhaltsstoff enthalten. Zum Glück gibt es einige natürliche Alternativen, die dein Haar pflegen und in neuem Glanz erstrahlen lassen können. Pflanzliche Öle verzichten nicht nur auf Silikone, Parabene und andere chemische Bestandteile, sie sind außerdem nicht in Plastikbehältern abgefüllt und schonen somit nicht nur Haar und Haut, sondern auch die Umwelt.

Pflanzliche Öle können sowohl für das bereits beschriebene Oiling, also das Einmassieren in Kopfhaut und Haare vor der normalen Haarwäsche, als auch zur Spitzenpflege nach der Haarwäsche eingesetzt werden. Um dir bei den unzähligen natürlichen Ölen einen Überblick zu verschaffen, habe ich dir meine Favoriten zusammengefasst. Neben den in meinen Augen nahrhaftesten und pflegendsten Ölen habe ich außerdem eine kostengünstige Alternative für dich, die du mit Sicherheit in deiner Küche finden kannst. Leidest du unter schnell fettendem Haar? Auch dann habe ich eine Geheimwaffe für dich.

JOJOBAÖL

Streng chemisch gesehen handelt es sich bei Jojobaöl eigentlich um kein Öl, sondern um flüssiges Wachs. Anders als bei anderen Pflanzenölen hinterlässt es daher auch keine Rückstände auf Haut und Haar. Sowohl in der Haut- als auch in der Haarpflege erlangt das Schein-Öl immer mehr Aufmerksamkeit und Verwendung.

WIRKUNG

Jojobaöl wirkt vor allem gegen Schuppen und gereizte Kopfhaut. Außerdem wirkt es in den Spitzen vor allem gegen brüchiges und sprödes Haar. Es ist besonders feuchtigkeitsspendend, macht das Haar widerstandsfähiger und stärkt es vom Follikel an, was das Wachstum ankurbelt. Jojobaöl beugt außerdem Spliss und Frizz vor und verleiht deinen Haaren Glanz.

NÄHRENDE INHALTSSTOFFE

Vitamin E, B6 und Provitamin A

ANWENDUNG

Du kannst Jojobaöl sowohl an der Kopfhaut als auch auf den Spitzen anwenden. Du solltest es nicht mit anderen Ölen vermischen. Hast du

generell eher fettige Haare, solltest du Jojobaöl
keinesfalls zu häufig in der Pflege direkt auf der
Kopfhaut anwenden. In den Spitzen wiederum
kann das Öl bei jedem Haartyp regelmäßig verwendet werden. Ich massiere gerne zwei Tropfen des Öls nach meiner Haarwäsche in die
Spitzen ein.

ARGANÖL

Arganöl wird aus den Samen der Frucht des Arganbaumes
gewonnen und ist mittlerweile sehr beliebt in der Haarpflege.
Die Herstellung ist relativ komplex und wird traditionell durch
Handarbeit der Berberfrauen Marokkos gewonnen, was das
Öl im Vergleich etwas teurer macht. Aufgrund der hohen
Nachfrage wird das Öl leider oft mit weniger wertvollen Ölen
vermischt, weshalb es sich lohnt, einen Blick auf Herkunft,
Qualität und Inhaltsstoffe des Arganöls zu werfen.

WIRKUNG

Arganöl ist sehr feuchtigkeitsspendend und wird vor allem bei
trockener und schuppiger Kopfhaut eingesetzt. Es spendet den
Haaren Feuchtigkeit und schließt diese ein. Außerdem verleiht
es Glanz, Elastizität und das darin enthaltene Vitamin E kräftigt
die Haarwurzel, was sich positiv auf das Wachstum auswirkt.

Vitamin E

Als Haarkur hilft Arganöl vor allem bei schuppigem Haar. Massiere dafür das Öl sanft in die Kopfhaut ein und lass es mindestens eine Stunde lang einwirken. Damit deine Haare danach nicht fettig wirken, musst du das Öl sorgfältig auswaschen. Auch bei Haarausfall ist dieses Prozedere empfehlenswert. Ähnlich wie das Jojobaöl eignet sich auch das Arganöl optimal für die Spitzenpflege nach dem Waschgang.

MANDELÖL

Mandelöl ist besonders gut verträglich und wird in Naturkosmetikprodukten gerne als Basisöl verwendet. Setze dabei auf kaltgepresstes süßes Mandelöl.

WIRKUNG
Mandelöl enthält unzählige Vitamine und Mineralien, die unser Haar von innen und außen heraus pflegen und nähren. Da es sehr säurearm ist, kann es auf sehr trockener und

gereizter Haut angewendet werden und eignet sich auch zusätzlich für Körper- und Gesichtspflege. Aufgrund seiner feuchtigkeitsspendenden Eigenschaften ist Mandelöl außerdem der perfekte Spliss-Killer.

NÄHRENDE INHALTSSTOFFE
Vitamin A, E, B und D, Kalium, Magnesium, Calcium

ANWENDUNG
Als Haarkur kann das Öl einmal pro Woche in die trockenen Haare und die Kopfhaut einmassiert werden. Du kannst deine Haare im Anschluss mit einem Handtuch oder einem alten T-Shirt schützen und das Öl sogar über Nacht einwirken lassen. Danach wie gewohnt auswaschen. Außerdem kannst du nach der Haarwäsche ein paar Tropfen Mandelöl in deinen Händen verteilen und damit deine Spitzen einreiben.

KLETTENWURZELÖL

Die Wurzeln der großen Klette enthalten eine Vielzahl an Wirkstoffen, die Haut, Haare und Nägel auf natürliche Weise pflegen und stärken. Die Konsistenz von Klettenwurzelöl erinnert schon eher an die von Wasser. Das Öl ist die Lösung für alle, die unter schnell fettendem Haar leiden. Gerade feines, fettiges Haar beschwert schnell durch den Einsatz dickerer Öle, weshalb die Klettenwurzel die perfekte Alternative bietet.

WIRKUNG

Klettenwurzelöl bietet reichhaltige Pflege, verleiht dem Haar neue Geschmeidigkeit und fördert Haarwachstum. Vor allem dünnes, fettiges Haar ohne Volumen profitiert von dem natürlichen Öl. Durch seine beruhigenden, anti-entzündlichen Eigenschaften wirkt es außerdem hervorragend gegen Kopfhautjucken, Schuppen und Irritationen.

NÄHRENDE INHALTSSTOFFE

Arctinol, Lappaphene, Schwefel und Sitosterol

ANWENDUNG

Fettet dein Ansatz schnell nach, so solltest du unbedingt regelmäßig deine Kopfhaut für etwa zehn Minuten mit Klettenwurzelöl einmassieren. Dadurch normalisiert sich die Fettproduktion deiner Talgdrüsen. Spüle das Öl im Anschluss mit deinem milden Shampoo aus. Gerne kann das Öl auch als Haarkur über Nacht einwirken.

Pflege deine Spitzen nach der Haarwäsche mit ein paar Tropfen des Öls, um Spliss und spröden Enden vorzubeugen. Setzt du das Öl sparsam ein, kannst du es sogar für dein Haar-Styling benutzen, ohne dass fettige Strähnen entstehen.

SPAR-TIPP: OLIVENÖL

Olivenöl ist nicht nur in der Küche ein gern gesehener Begleiter, sondern auch eine billige Alternative zu teuren Haarölen. Bereits im alten Ägypten verwendeten Menschen Olivenöl für die Haarpflege und auch ich greife heute gerne zu dem schmackhaften Öl. Da es sich bei Olivenöl um ein relatives dickflüssiges, schweres Öl handelt, kann gerade feines und schnell fettendes Haar schnell dadurch beschweren. Trockenes und dickes Haar hingegen saugt das Öl auf und profitiert am meisten davon. Greife wie auch bei der Ernährung besser zu einem etwas hochwertigerem Öl.

WIRKUNG
Olivenöl legt sich wie ein Film um die Haare, schützt sie so vor äußeren Einflüssen und spendet Glanz. Die enthaltenen Antioxidantien nähren unser Haar, die Feuchtigkeit pflegt es. Olivenöl bekämpft ebenfalls Spliss und fördert das Haarwachstum. Auch die Kopfhaut profitiert von dem Küchenöl.

Ungesättigte Fettsäuren, Vitamin E, Polyphenole

ANWENDUNG

Olivenöl ist besonders effektiv als Haarkur. So hat das Öl genügend Zeit, um seine Wirkung zu entfalten. Verteile zwei bis drei Esslöffel des Öls auf deinem Kopf und massiere es gut in Haut und Haar ein. Lass die Kur mindestens eine Stunde bei dünnem und schnell fettendem, oder bei dickem und trockenem Haar auch über Nacht einwirken und wasche es dann gründlich aus. Leidest du an trockener Kopfhaut, kannst du ein paar Tropfen des Öls in deine Kopfhaut einmassieren und nach etwa zwanzig Minuten wieder ausspülen. Auch deine Spitzen profitieren nach der Haarwäsche von einem Tropfen des Öls. Dafür einfach Spitzen mit ein paar Tropfen Öl einmassieren und nicht auswaschen.

Es gibt unzählige pflanzliche Öle, die unseren Haaren, unserer Haut und unserer Umwelt guttun. Einige davon sind etwas teurer, manche sind billiger, die einen eignen sich für fettige Haare, während die anderen eher auf dickem, trockenem Haar ihre Wirkung bestmöglich entfalten. Welches Haaröl sich am besten für dein Haar und deine Bedürfnisse eignet, musst du nun selbst herausfinden. Probiere dich aus, benutze die Öle, die du oder deine Freundinnen bereits im Schrank haben und finde heraus, welches deinen individuellen Bedürfnissen gerecht wird. Integriere das natürliche Haaröl in deine Pflege-Routine, gönne deinem Haar einmal die Woche eine ausgiebige Kur und pflege deine Spitzen nach jeder Haarwäsche mit ein paar Tropfen deines favorisierten Öls.

Willst du deine Haare regelmäßig mit den Wunderwaffen der Natur pflegen, so solltest du parallel keinesfalls silikonhaltige Pflegeprodukte verwenden. Ich appelliere generell dazu, auf Produkte mit Silikon und den anderen No-Go-Inhaltsstoffen zu verzichten. Gibst du noch dazu Geld für hochwertige, natürliche Öle aus, wäscht deine Haare allerdings mit silikonhaltigem Shampoo, kann das Öl nicht in deine Haare eindringen und ist so gut wie überflüssig.

ES BEGINNT MIT DIR

Auf industriell hergestellte, billige, chemiebelastete Produkte zu verzichten und dein Haar von Grund auf völlig neu zu pflegen, ist nicht immer einfach. Nachhaltige und natürliche Produkte sind oft teurer, dein Haar fühlt sich außerdem in den ersten Wochen nach Verzicht auf Silikone mit hoher Wahrscheinlichkeit spröder, lebloser und weniger gesund an. Aber der Umstieg lohnt sich. Sobald deine Haare wieder sie selbst sind, wirst du merken, wie sehr sie von natürlichen Wirkstoffen, Self-Love und saisonalen Pflegeumstellungen profitieren.

Du wirst realisieren, dass dein Haar noch viel stärker, fülliger, gesünder und glänzender sein kann, als du bis jetzt angenommen hast. Ebenfalls ist der Umweltaspekt zu bedenken. Wir beschmutzen und vergiften unseren Planeten in fast jeder Lebenslage. Zumindest in der Haarpflege können wir ihm etwas zurückgeben und auf natürliche Produkte umsteigen, unsere eigenen Masken und Haarkuren zu Hause anrühren und auf Öle setzen, die uns die Natur schenkt. Ob Apfelessig oder Olivenöl, natürliche Haarpflege muss nicht immer teuer sein. Bis die Industrie allerdings auch auf Nachhaltigkeit und Bio setzt, wird es noch dauern. Daher liegt es an dir. Du musst den Schritt wagen, deine Haare, deine Haut, deinen Geist und den Planeten mit einer alternativen Art der Haarpflege verwöhnen.

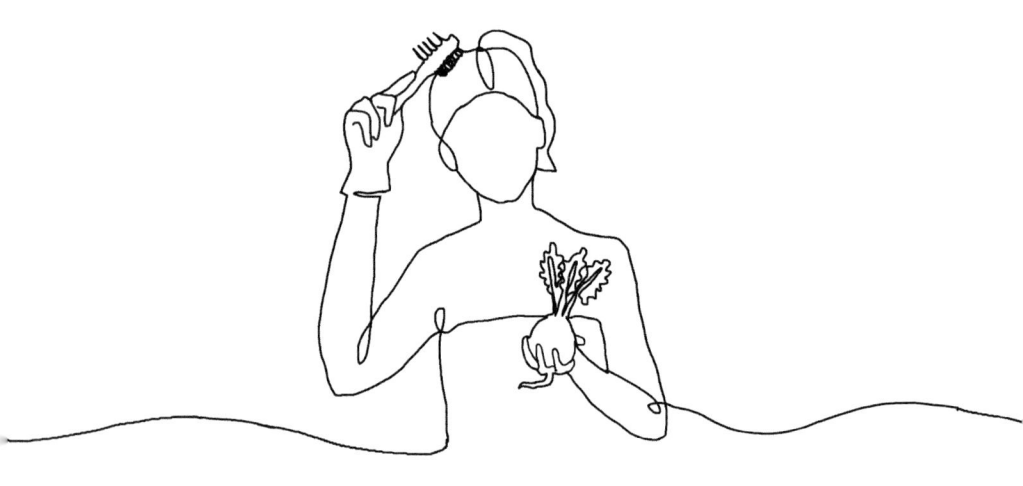

KAPITEL 5
BRING FARBE IN DEIN LEBEN

Mein Experiment mit chemischer Farbe sollte noch lange Auswirkungen haben. Einerseits lernte ich, niemals mein Aussehen, meine Art oder meine Persönlichkeit für einen anderen Menschen ändern zu müssen. Außerdem habe ich dank dieser Erfahrung neu gestartet. Denn die bunten Haare resultierten wie bereits erwähnt in einem radikalen Kurzhaarschnitt und dem Beginn einer langen Reise.

Als junges Mädchen war es schon immer mein Traum, einmal meine Haarfarbe zu ändern. Von Rot über Orange bis hin zu etwas dunkleren Tönen oder knalligen Farben, war in meinen Vorstellungen eigentlich alles dabei. Meine Eltern erlaubten mir allerdings nie, mein Haar chemisch zu behandeln. Im Nachhinein verständlich. Irgendwann schwand auch mein Bedürfnis nach synthetischer Farbe und nachdem ich bereits seit dem 14. Lebensjahr bewusst auf Inhaltsstoffe, natürliche und nachhaltige Produkte achtete, mied ich die farbigen Chemiebomben gerne. Bis mein damaliger Freund mich umstimmte. Ich wollte ihm gefallen, wollte seine Bedürfnisse befriedigen und habe wegen ihm meine Prinzipien über Bord geworfen. Hätte ich gewusst, dass dem einmaligen Färben eine jahrelange Regenerationsphase folgen würde, hätte ich mich niemals dazu drängen lassen.

UNTERSCHÄTZTE KONSEQUENZEN

Es scheint zu verlockend. Billige Haarfarben im Drogerie-markt versprechen ein schnelles Ergebnis für wenig Geld. Die Schäden seien laut Verpackung auch nicht so dramatisch und schon stehen unzählige junge Frauen zu Hause im Badezim-mer und schütten sich mithilfe einer Freundin, der Mama oder unter Anleitung eines YouTube-Tutorials einen Chemie-Cock-tail der Extraklasse über Kopf und Haar. Ich will niemanden kritisieren, der sich gerne die Haare färbt, mit seiner Natur-haarfarbe unzufrieden ist und eine Typveränderung anstrebt. Ich will dich allerdings auf mögliche Konsequenzen vorberei-ten, die in meinen Augen oft unterschätzt werden:

1. CHEMIE-COCKTAIL: Auch wenn Haarfarben mittlerweile oft anpreisen, weniger schädlich zu sein, aus natürlichen In-haltsstoffen zu bestehen und das Haar glänzend erscheinen zu lassen, steckt immer noch wahnsinnig viel Chemie in per-manenten Haarfarben. Deine Kopfhaut sowie deine Haare nehmen diese teils ätzenden, reizenden und austrocknen-den Stoffe auf, was langanhaltende Schäden verursa-chen kann. Vor allem Blondierungen sind sehr ag-gressiv. Ammoniak beispielsweise kann Allergien und Juckreiz auslösen, bricht und zerstört die Haarstruktur und ist außerdem schädlich für un-sere Umwelt. Regelmäßiges Färben kann au-ßerdem zu Haarausfall führen. Werden Haa-re bereits ab einem jungen Alter jahrelang regelmäßig mit billigen, permanenten Farben strapaziert, so ist die Folge oft dünner werdendes, sprödes, kaputtes und im Ernstfall ausfallendes Haar.

2. NATURHAARFARBE: Sind die Haare einmal permanent gefärbt, so ist der Weg zurück zur Naturhaarfarbe oft langwierig und mühsam. In den ersten Monaten begleitet dich deine Naturhaarfarbe in Form eines oft lästigen und unschönen Ansatzes. Je länger du wartest, desto länger der Ansatz. Im Idealfall lässt du dein Haar schlicht auswachsen, allerdings wirkt der Look oft unästhetisch. Die einzige Lösung scheint erneutes Färben oder Abschneiden zu sein, was oft zu einem Teufelskreis und ständigem Färben führt. Auch das Zurückfärben zur Naturhaarfarbe erweist sich oft als herausfordernd. Bereits gefärbtes Haar nimmt Farbe anders als dein Naturhaar auf, Farbergebnisse lassen oft selbst nach einem Friseurbesuch zu wünschen übrig.

3. KOSTEN: Wählst du die billigen Färbemittel aus dem Drogeriemarkt, so bezahlst du mit der Gesundheit deiner Haare und deiner Kopfhaut. Lässt du dir alle paar Wochen den Ansatz oder die Haare beim Friseur nachfärben, schadest du sowohl deinen Haaren als auch deinem Geldbeutel, denn professionelle Farbbehandlungen sind in der Regel sehr kostspielig.

Färben kann Spaß machen, deinen Look verändern und dir neues Selbstbewusstsein verschaffen. Allerdings ist es ein Commitment. Einmal damit angefangen, ist es oft ein langer Weg zurück zur Naturhaarfarbe. Wer trotzdem nicht auf das Spiel mit Farben verzichten will, kann beispielsweise zu semipermanenten Tönungen greifen. Gerade bei hellen Haaren sind diese gut anwendbar, nicht allzu schädlich und nach ein paar Wochen ist die Farbe in der Regel auch wieder verschwunden. Eine andere, vielleicht noch nicht so konventionelle Lösung, ist eine Perücke. Die Perücken-Industrie hat in den letzten Jahren einen Boom erlebt, weshalb sie mittlerweile täuschend echt aussehen und leistbar geworden sind. Anstatt alle drei Monate 200 Euro beim Friseur liegen zu lassen, kann daher auch eine hochwertige Perücke in der Wunschfarbe gekauft werden. Hast du an einem Partyabend dann Lust darauf, ein Redhead zu sein, kannst du zu deiner Perücke greifen. So zerstörst du deine Haare nicht, auch das Styling geht schneller und auf lange Sicht gesehen sparst du dir viel Zeit und Geld durch diese nachhaltigere Alternative. Achte allerdings beim Kauf einer Perücke unbedingt auf Haarherkunft und Herstellungsort. Viele Perücken werden importiert, billig und nicht nachhaltig produziert, weshalb sich ein genauerer Blick lohnt. Alternativ kannst du dir auch bei einem Kostümfundus eine Echthaarperücke ausleihen.

VOM ENTSAFTER AUFS HAAR

Völlig auf Farbe im Leben zu verzichten, kam für mich nie in Frage. Das Leben ist oft eintönig, trist und grau, weshalb Farben, Typveränderungen und Haarexperimente essenziell für den gewissen Extra-Kick im Leben sind. Da ich allerdings auf chemische Färbemittel verzichten wollte, musste eine andere Lösung her.

Wie du bereits weißt, liebe ich das Entsaften von Obst und Gemüse. Meinem täglichen Selleriesaft habe ich eines Tages Rote Bete hinzugefügt. »Ob sich das nicht auch für die Haare eignen könnte?«, dachte ich, als ich den satten, roten und intensiven Farbton des Saftes betrachtete. Meine Experimentierfreude konnte nicht in Zaum gehalten werden und einige Minuten später war ich bereits im Badezimmer und massierte mir mein trockenes Haar mit dem roten Saft ein. Und siehe da, es funktionierte. Klar, die Farbe ist weniger stark pigmentiert als herkömmliche Färbemittel, aber nach sorgfältigem Einarbeiten war mein Haar tatsächlich rot und ich war Redhead for a day.

NATÜRLICHE ALTERNATIVEN

Nach meinem ersten Färbeversuch mit Rote-Bete-Saft war meine Neugierde geweckt. Ich fragte mich, welche weiteren Färbemittel die Natur so zu bieten hat und testete, färbte und probierte. Die Farbintensität natürlicher Färbemittel ist geringer als die von chemischen Farben. Auch die Einwirkzeit und das Farbergebnis sind sehr individuell, es lohnt sich, die Hacks erstmal auf einer einzelnen Strähne auszuprobieren, bevor das gesamte Haar gefärbt wird. Egal ob aufhellen, abdunkeln oder bunt färben, ich habe tatsächlich für jeden Haartraum eine natürliche Alternative gefunden, ohne Chemie, ohne bleibende Schäden und perfekt für alle, die von einer verrückten, semipermanenten oder auch nur kurzfristigen Farbveränderung träumen. Wer besonders dunkle Haare hat, wird leider nur kaum bis gar keine Veränderung durch die natürlichen Farb-Hacks erzielen. Die Farben der Natur kommen vor allem auf hellem Haar zur Geltung, leichte Brauntöne erstrahlen aber beispielsweise durch die aufhellenden Hacks sehr wohl in einem etwas hellerem Ton. Außerdem dürfen vor allem die fruchtigen Färbemittel nicht direkt aus dem Haar ausgewaschen werden.

Natürlich ist auch das Verwenden oder gar Verschwenden von frischen Lebensmitteln nicht die ideale Lösung. Verwende daher nur die Lebensmittel, das Obst und das Gemüse, das du vielleicht ohnehin nicht alleine aufessen kannst, bis es abläuft. Nutze Reste, verwende Schalen und Saft wieder, die du sonst als Abfallprodukte ansehen würdest, und taste dich erst nach dem Testen auf einer Haarsträhne an größere Mengen natürlicher Färbemittel heran. Die bunten Spaßhacks verlangen nach Lebensmitteln. Sei daher nicht verschwenderisch und versuche, dein Obst, dein Gemüse oder die anderen Färbemittel mit Bedacht einzusetzen. Auch wenn vielleicht mal ein paar Beeren oder etwas Rote Bete dran glauben müssen, so sind die natürlichen Färbemittel noch immer eine gesündere und vor allem grünere Alternative als chemische

Behandlungen. Anstatt beim Friseur zu färben, viel Geld auszugeben oder zu Hause mit billigen Drogeriefarben zu hantieren, deren schädliche Inhaltstoffe dann auch noch in unserem Grundwasser landen, rate ich zu Alternativen aus der Natur.

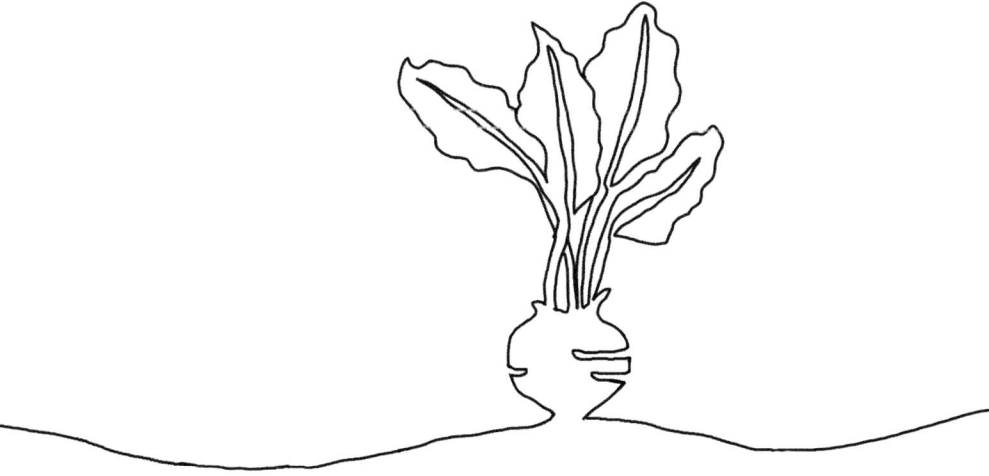

AUFHELLENDE HACKS:

Das Aufhellen oder Blondieren strapaziert unsere Haare sehr. Mit dem einen oder anderen Hack kann allerdings auf Ammoniak und Chemie verzichtet werden, denn auch in der Natur finden sich einige natürliche Aufheller, die ich bereits mit Erfolg getestet habe. Hast du sehr dunkle Haare, kann ich dir keine enorme Veränderung, schon gar kein tatsächliches Blond versprechen, aber auch braunes Haar kann mithilfe folgender Hacks zumindest ein paar Nuancen heller gefärbt werden.

SOMMER-SONNE-ZITRONE

Das Aufhellen mithilfe der gelben Zitrusfrucht ist vor allem ideal für die Sommermonate. Denn erst durch direkte Sonneneinstrahlung kann die Frucht ihre aufhellende Wirkung entfalten. Dieser Hack eignet sich daher besonders gut für einen Tag am See oder Strand, oder einer Bootsfahrt mit Freunden.

Die Säure der Zitrone öffnet nämlich unsere Haarfollikel, dadurch kann die Sonne mühelos in unsere Haarstruktur eindringen und unser Haar aufhellen. Da Säure und Sonne unser Haar austrocknen können, verlangt es nach dem Aufhellen nach intensiver Pflege. Öle dein Haar, oder füge dem Zitronensaft direkt etwas Aloe Vera hinzu, um es gleichzeitig zu pflegen. Auch wenn Säure und Sonne unser Haar angreifen, so ist dieser Hack noch immer deutlich schonender, gesünder und umweltfreundlicher als das Aufhellen mit chemischen Färbemitteln.

WAS DU DAFÜR BRAUCHST:

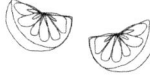 3 Zitronen

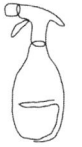 50 milliliter Wasser

Sprühflasche

ANWENDUNG:

1. Presse die Zitronen aus, mische sie mit etwas Wasser und transferiere die Flüssigkeit in eine Sprühflasche.

2. Verteile die gesamte Flüssigkeit in deinem Haar. Anstatt einer Sprühflasche kannst du die Flüssigkeit auch wie eine Spülung durch dein Haar rinnen lassen.

3. Gehe nun nach draußen. Lass die Zitronenmischung den ganzen Tag über in deinem Haar einwirken und lege dich damit in die Sonne. Achte aber unbedingt darauf, zwischendurch einen Hut aufzusetzen und dein Haar nicht stundenlang der direkten Strahlung auszusetzen. Trocknet dein Haar während des Sonnenbadens aus, so kannst du es mit pflegendem Öl versorgen.

4. Spüle deine Haare am Ende des Tages aus. Wasche sie wie gewohnt und verwöhne deine Spitzen mit einem Öl, denn die Zitrone in Kombination mit der Sonne können dein Haar ein wenig austrocknen.

5. Bewundere dein Ergebnis! Falls es dir nicht hell genug ist, kannst du das Prozedere nach einigen Tagen wiederholen.

AUFHELLEN MIT KAMILLE

Kamillentee kann nicht nur der Aufhellung dienen, sondern bietet, wie wir bereits anhand der Teespülung festgestellt haben, gleichzeitig einige nährende und gesundheitsfördernde Wirkung. Auch wenn die blondierende Wirkung des Tees in meinem Fall etwas geringer ausfiel als die der Zitrone, so profitierte meine Kopfhaut von der beruhigenden Wirkung der Kamille, die außerdem auch übermäßige Talgproduktion positiv beeinflusst.

WAS DU DAFÜR BRAUCHST:

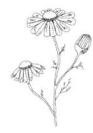 6 Teebeutel Kamillentee

1 Liter Wasser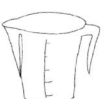

ANWENDUNG:

1. Koche einen Liter Wasser und gieße damit den Kamillentee auf. Passe die Menge bei Bedarf je nach Haarlänge und -dichte an.

2. Lass den Tee einige Minuten lang ziehen und danach abkühlen.

3. Spüle dein Haar nun mit dem Tee durch und lass ihn am besten über Nacht einwirken.

4. Am nächsten Morgen wie gewohnt auswaschen.

KUNTERBUNTE HACKS

Lebensmittel wie Obst, Gemüse, Kräuter, Gewürze und Kaffee beinhalten reichhaltige, natürliche Farbstoffe. Currypulver bleibt schnell auf den Fingern zurück, Brombeerflecken sind kaum aus weißen T-Shirts zu entfernen. Warum also nicht auch die Farbkraft der Natur für unser Haar nutzen?

ORANGESTICH DANK CURRY

Sowohl Currypulver als auch Kurkuma sind ziemlich farbintensive Gewürze. Sie werden vor allem in der indischen Küche eingesetzt und setzen vielseitige Aromen frei. Aber auch auf unseren Haaren machen die indischen Gewürze eine gute Figur, denn sie können ihnen auf natürliche Weise einen Gelb- oder Orangestich verleihen. Allerdings sind überzeugende Ergebnisse hier eher nur auf hellem, blondiertem oder natürlich blondem Haar zu erwarten.

WAS DU DAFÜR BRAUCHST:

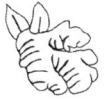 Currypulver oder Kurkuma

Etwas Wasser

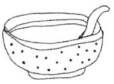 Schale zum Anrühren

Pinsel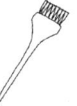

ANWENDUNG:

1. Füge immer wieder einen Teelöffel Gewürz mit etwas Wasser in eine Schale, bis eine homogene Paste entsteht. Je nachdem, wie lang und dick deine Haare sind, brauchst du mehr oder weniger des Pulvers.

2. Verteile nun die Masse mit einem Pinsel in deinem Haar und lass sie mindestens eine Stunde lang einwirken. Schütze dein Haar in der Zwischenzeit mit einer Duschhaube oder einem Handtuch, um keine Flecken zu hinterlassen.

3. Spüle nun die Farbe aus deinem Haar aus und wasche es wie gewohnt. Dank der hohen Pigmentierung des Gewürzes bleibt die Farbe sogar über mehrere Haarwäschen hinweg bestehen.

ROTKOPF MIT ROTER BETE

Die Rote Bete ist ein starkes Färbemittel. Die hohe Pigmentierung der Knolle verspricht intensive Farbergebnisse und stellt eine natürliche Alternative zu herkömmlichen Rotfärbungen dar.

WAS DU DAFÜR BRAUCHST:

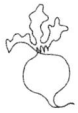
Je nach Haarmenge und erwünschter
Intensität:
1–3 Knollen Rote Bete

Wasser

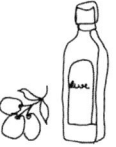
1 EL Olivenöl

ANWENDUNG:

1. Die Rote Bete entweder durch einen Entsafter schieben, oder in einem Kochtopf mit etwas Wasser aufkochen und anschließend zu einem Brei zerstampfen.

2. Wenn die Masse abgekühlt ist, mit einem Esslöffel Olivenöl vermischen.

3. Trage nun die Mischung wie ein normales Haarfärbemittel auf.

4. Lass die Farbe mindestens eine Stunde lang einwirken, am besten unter einer Duschhaube.

5. Spüle die Farbe anschließend sorgfältig aus. Das Ergebnis sollte je nach Timing der nächsten Haarwäschen einige Tage lang halten.

VIOLETT DANK HOLUNDER

Einen etwas ausgefalleneren Look kriegst du mit Holunder hin. Wolltest du schon immer mal wissen, wie violette Haare an dir aussehen würden, ist dieser Hack perfekt für dich. Bereits im alten Rom nutzten die Frauen den Blütensaft des Holunders für die Färbung ihrer Haare, neben der farbgebenden Komponente weist die Frucht auch eine pflegende und festigende Wirkung auf.

WAS DU DAFÜR BRAUCHST:

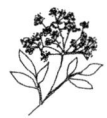

300–500 Gramm Holunder

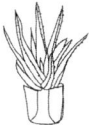

1 Esslöffel Aloe-Vera-Gel

ANWENDUNG:

1. Trenne die Holunderbeeren sorgfältig vom Stiel und koche sie in einem Kochtopf oder in einem Sieb über Wasserdampf, bis sie weich werden.

2. Zerstampfe anschließend die Früchte, gib das Aloe-Vera-Gel hinzu und vermische die Zutaten, bis eine homogene Masse entsteht.

3. Massiere die Masse in dein feuchtes Haar ein und lass sie etwa ein bis zwei Stunden einwirken.

4. Spüle anschließend dein Haar gründlich aus.

Achtung: Ziehe für diesen Hack am besten ein altes T-Shirt an. Die Farbe ist sehr intensiv und lässt sich nur schwer aus Kleidung entfernen.

ROSAROTE BEERENFARBE

Im Grunde genommen kannst du jede Beere für deine Fär-
beversuche heranziehen. Ich habe bereits mit Brombeeren,
Himbeeren, Johannisbeeren und Blaubeeren herumexperimentiert und kann bestätigen, dass jede Beere ihren ganz
eigenen Farbakzent hinterlässt. Von hellrosa dank der Him-
beere bis dunkelviolett mit der Johannisbeere, konnte ich verschiedenste Ergebnisse erzielen.

WAS DU DAFÜR BRAUCHST:

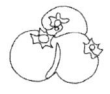 Eine Packung Beeren deiner Wahl

Etwas Wasser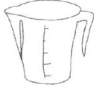

ANWENDUNG:

1. Ich schmiere mir für einzelne Strähnen die
Beeren gerne direkt ins Haar, willst du allerdings dein gesamtes Haar färben, lohnt sich
ein kurzes Aufkochen der Beeren in Kombination mit etwas Wasser.

2. Zerstampfe die Masse, verteile sie in deinem Haar und bewundere dein rosarotes Farbergebnis.

3. Willst du lediglich einzelne Strähnen färben, so wickle diese nach Auftragen der Farbe in etwas Backpapier ein und fixiere sie in Form eines Knödels und mithilfe eines Scrunchies auf deinem Kopf.

Hier siehst du, wie ich mir Strähnen mit Brombeeren färbe:

Extra-Tipp: Hast du besonders helles oder blondiertes Haar, lassen sich Rückstände besonders farbintensiver Färbemittel oft nur schwer entfernen. Um die Farbe dennoch zu entfernen, kann Zitrone oder Kamillentee herangezogen werden! Es funktioniert einwandfrei und löst auch die hartnäckigste Naturfarbe. Nachdem die Rote Bete nicht aus meinem Haar gewaschen werden konnte, habe ich den Hack selbst angewandt und mich von dessen Wirkung überzeugt:

ABDUNKELNDE HACKS

Um deine Haare dunkler zu tönen oder deine bereits dunklen Haare um eine weitere Farbnuance abzudunkeln, lohnt sich ein Blick auf die folgenden Hacks. Hausmittel wie Kaffee, Zwiebeln und sogar Schokolade eignen sich, um verschiedene Brauntöne zu erzielen. Außerdem können die abdunkelnden Hacks auch ohne Probleme zur Grauabdeckung herangezogen werden.

SCHOKOBRAUNE MÄHNE

Deine dunkle Mähne wird diese Farbauffrischung lieben. Mithilfe von Kakao oder dunkler Schokolade, veganem Joghurt und Apfelessig pflegst du nicht nur deine Mähne, sondern frischst die Farbe nach. Bei hellerem Haar schafft die natürliche Tönung dunkle Akzente. Die Milch- und Essigsäuren des pflanzlichen Joghurts und des Apfelessigs durchdringen das Haar und lassen die Pigmente des Kakaos oder die der Schokolade optimal einwirken.

WAS DU DAFÜR BRAUCHST:

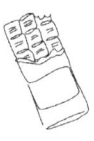 1/2 Tasse Kakao
oder zerstampfte Schokolade

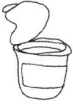 1/2 Tasse pflanzliches Joghurt

 1 Teelöffel Apfelessig

ANWENDUNG:

1. Mische alle Zutaten zusammen und rühre sie zu einer Paste an.

2. Arbeite die Mischung nun ins handtuchtrockene Haar ein.

3. Lass die Mischung mindestens eine halbe Stunde lang einwirken.

4. Im Anschluss gründlich ausspülen.

MIT DER SCHWARZEN WALNUSS
ZUR BRAUNEN HAARPRACHT

Schwarznüsse, auch bekannt als schwarze Walnüsse, gelten als effektive Braunfärber. Der Nuss werden ausgesprochen effektive Färbeeigenschaften nachgesagt, außerdem ist sie gesund und kann während der Verarbeitung zum Färbemittel weiterverarbeitet und im Anschluss verzehrt werden. Neben der Frucht besitzen auch Walnussblätter und -schalen färbende Eigenschaften.

WAS DU DAFÜR BRAUCHST:

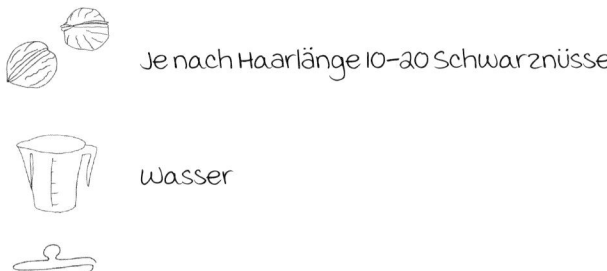

Je nach Haarlänge 10–20 Schwarznüsse

Wasser

Topf

ANWENDUNG:

1. Knacke die Nüsse und koche sie für etwa dreißig Minuten in Wasser. Sind die Nüsse fertiggekocht, kannst du sie aussieben und zur Seite stellen. Du kannst sie für Süßspeisen oder andere Gerichte weiterverwenden.

2. Lass nun die Flüssigkeit abkühlen.

3. Nun kannst du den dunklen Nusssaft als Spülung durch dein Haar fließen lassen. Die intensivsten Farbergebnisse erzielst du allerdings, wenn du dein Haar für rund zwanzig Minuten im Nusswasser einwirken lässt.

4. Im Anschluss kannst du dein Haar sanft mit etwas klarem Wasser ausspülen.

Achtung: Greife bei diesem Hack unbedingt auf Gummihandschuhe zurück und schütze Ohren, Nacken und Stirn, um unangenehme Verfärbungen durch die intensive Färbeeigenschaft der Nuss zu vermeiden.

ZWIEBELSCHALEN RECYCLEN

Ich liebe es, vermeintlichen Abfall weiterzuverwenden. Übriggebliebene Selleriestangen werden nach dem Einlocken entsaftet, überschüssiger Rosmarin wird zu Rosmarinwasser verarbeitet und Zwiebelschalen, die sonst nach dem Kochen im Müll landen würden, können einen schönen Braunton für das Haar zaubern. Anstatt die Schalen also zu entsorgen, kannst du sie zum Tönen deiner Haare verwenden.

WAS DU DAFÜR BRAUCHST:

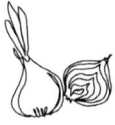 Für mittellange Haare etwa 100 Gramm Zwiebelschalen

250 milliliter Wasser

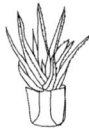 1 Teelöffel Aloe-Vera-Gel

ANWENDUNG:

1. Koche die Zwiebelschalen in einem Viertelliter Wasser auf.

2. Lass sie ziehen, bis die Flüssigkeit den gewünschten Braunton erreicht hat.

3. Entferne die Schalen mithilfe eines Siebs und lass das Wasser abkühlen.

4. Füge nun Aloe-Vera-Gel hinzu, um zusätzliche Pflege zu erzielen und den Geruch etwas einzudämmen.

5. Verteile nun die Masse in deinem Haar und lass sie etwa zehn bis dreißig Minuten lang einwirken.

6. Wasche dein Haar. Bei Bedarf kann das Prozedere wiederholt werden, bis die gewünschte Intensität erreicht ist.

Achtung: Diesen Hack auf eigene Gefahr austesten! Die Zwiebel und ihre Schalen hinterlassen einen intensiven Geruch auf deinem Haar, oft tagelang. Hast du mal keine Lust, deine Freunde zu treffen, und willst dir ein paar gemütliche Tage zu Hause gönnen, dann färbe dir deine Haare mit Zwiebelschalen! So hast du eine grandiose Ausrede, um Treffen und Verabredungen für einige Tage aus dem Weg zu gehen.

DAS LEBEN DARF BUNT SEIN

Wir alle sehnen uns gelegentlich nach einer Typveränderung. Oft wissen wir nicht, was uns steht, welche Farbe wirklich zu unserem Look passt und womit wir uns wohlfühlen. Ein leuchtendes Rot, hellere Nuancen oder ein strahlendes Brünett können unser Gemüt erheitern und uns neues Selbstbewusstsein bescheren. Um Geld zu sparen, Haargesundheit zu bewahren und permanente Kurzschlussentscheidungen zu umgehen, lohnt es sich, zu altbewährten Hausmitteln zu greifen. Chemiefrei und billig ist die Devise, die es dir außerdem ermöglicht, jede Woche oder sogar alle paar Tage einen völlig neuen Look zu kreieren. Also, ran an die Farbe!

Übrigens: Teile gerne deine Looks und Farbergebnisse auf Social Media und markiere mich!

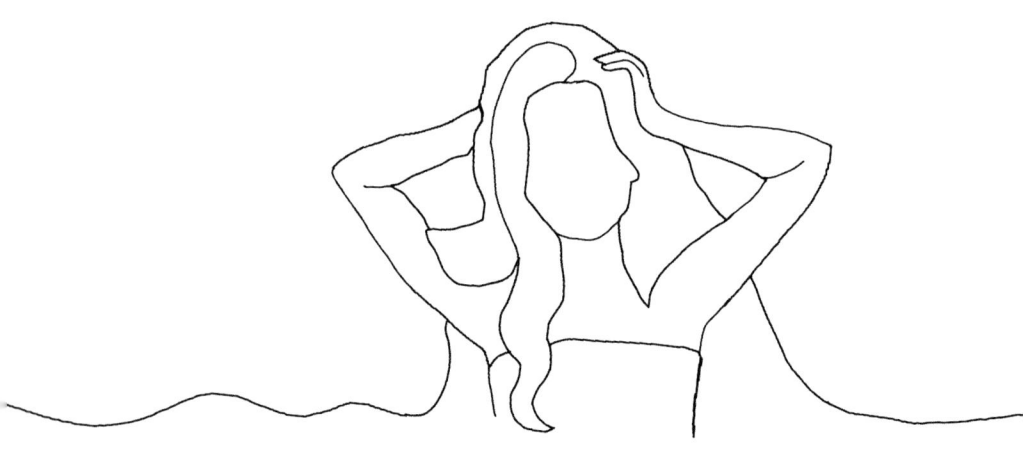

KAPITEL 6
BEWUSSTES HAAR- UND KÖRPERGEFÜHL

Wir können unser Haar noch so viel pflegen, färben und verwöhnen, fühlen wir uns mit uns selbst, unserem Körper und unserem wahren Ich nicht wohl, so bringt auch die schönste Haarpracht keine Zufriedenheit. Wir identifizieren uns oft über unser Äußeres. Gerade in der Jugend, aber auch noch im späteren Alter vergleichen wir uns mit unrealistischen Rollenbildern, wollen unserem Umfeld gefallen und sind unzufrieden mit unserem Aussehen.

Das befriedigendste Gefühl ist, vollkommen du selbst zu sein, authentisch zu deinen Schwächen, deinem Körper, vielleicht sogar zu deinen Achselhaaren zu stehen.

WECHSELNDE STANDARDS

Die Gesellschaft schreibt uns gerne vor, wie wir zu leben, zu arbeiten und auszusehen haben. Vermeintliche Trends, Körperbilder und Ideale zwängen uns in Boxen. Wir eifern den Stars und Influencern nach und vergessen dabei völlig, unsere eigenen Bedürfnisse zu bedienen. Auch ich hatte mit gesellschaftlichen Standards und Vorstellungen meiner Mitmenschen zu kämpfen. Ich fühlte mich nie gut genug. Zum

Beispiel, weil ich zu dicke Oberschenkel hatte, als dünne Beine und Thigh-Gap gerade in waren, während heute ein gut gebauter Hintern und muskulöse Beine im Trend liegen. Oder als ich mich wegen meiner kleinen Brüste geschämt habe, die heute vielleicht als ästhetisch angesehen werden könnten. Selbst meine gestreifte Zebrahose, die ich als 14-jährige Schülerin liebte, verbannte ich irgendwann aufgrund dummer Kommentare aus meinem Kleiderschrank. Ich fühlte mich uncool, nicht dazugehörig und legte meine Hose sowie meine Persönlichkeit ab, um nicht anzuecken. Die Hose wäre heute übrigens total angesagt, außerdem bestimme mittlerweile nur ich was ich trage, wo ich mich rasiere und wie ich mich präsentiere.

HAARIGE KOMMENTARE

»Iiih, die hat ja richtig lange Beinhaare«, so Jonas zu seinen Freunden, als sie mich vor einigen Jahren zufällig im Dorf-Schwimmbad antrafen. Ich rasiere mir nicht ständig die Beine, lasse auch meine Achselhaare manchmal so richtig lang wachsen, sodass ich sie sogar kämmen und färben kann. Gerade die Männer, oder besser gesagt Buben, scheinen gar nicht damit klarzukommen. »Ekelhaft«, »Öko-Tante«, oder »Mannsweib«, sind nur einige der Kommentare, die ich sowohl online als auch in der realen Welt verzeichnen konnte.

Die Medienwelt vermittelt leider auch heute noch ein unrealistisches, glattrasiertes Ideal. Frauen in Filmen, Magazinen und auf den sozialen Medien haben selten Achselhaare und Damenbart. Deshalb auch die Erwartung einiger Männer. Dabei sind wir Frauen, keine Mädchen mehr. Wir haben Haare und diese Haare sind ein Teil von uns. Vielleicht magst du deine Beinhaare, vielleicht bist du auch einfach nur zu faul, dir deine Haare regelmäßig zu rasieren, egal wie lang, kurz, glatt, oder stoppelig deine Körperbehaarung auch ist, niemand sollte dich ändern, verbiegen oder von dir verlangen, dich zu rasieren. Egal ob es deine Beinhaare, deine Brüste, oder deine Haarfarbe sind, lass dich niemals durch unrealistische Beauty-Standards und Erwartungen anderer verunsichern.

Einer meiner ersten Freunde hat mich dazu gebracht, mir die Haare orange zu färben, obwohl ich das nicht wollte. Mein letzter Freund hat mich dazu aufgefordert, mir meine Achsel- und Beinhaare zu rasieren, obwohl ich mich mit ihnen wohlfühlte. Meine Unsicherheit brachte mich dazu, auf sie zu hören, dabei sollten wahrer Liebe keine Haare im Weg stehen.

Mittlerweile weiß ich, es liegt nicht an mir und meinen Äußerlichkeiten, sondern an den Menschen, die nicht damit klarkommen. Sollte Jonas noch einmal einen Kommentar zu meinen Beinhaaren fallen lassen, so weiß ich mittlerweile, dass er ein Problem mit sich selbst hat, und nicht ich mit meiner Körperbehaarung.

ZUFRIEDENHEIT KOMMT VON INNEN

Wie in der Haarpflege, ist auch bei deinem Körpergefühl und deinem Selbstbewusstsein nicht nur äußerliche Fürsorge essenziell. Egal welche Pflegeprodukte du dir in die Haare schmierst, egal wie viel Sport du machst, um einem Körperbild nachzueifern, und egal wie glatt du dich rasierst, in erster Linie musst du innerlich mit dir selbst, deinen Stoppeln und deinem Körper zufrieden sein. Klar müssen wir auch auf unsere äußerliche Gesundheit achten, bewusst konsumieren und auf nachhaltige Produkte setzen, der Umgang mit dir selbst und deinem psychischen Wohlbefinden ist aber mindestens genauso wichtig. Deine Haare, dein Körper und dein Aussehen definieren dich nicht. Sie sind zwar Teil von dir und du solltest dich um sie kümmern, sie hegen und pflegen, aber dich nicht alleinig über sie identifizieren. Egal ob dicke oder dünne, lange oder kurze Haare, egal ob Körperbehaarung oder glattrasiert. In dir steckt ein einzigartiges Individuum, ihm sollst du mindestens genauso viel Aufmerksamkeit wie deinem Körper und deinen Haaren schenken.

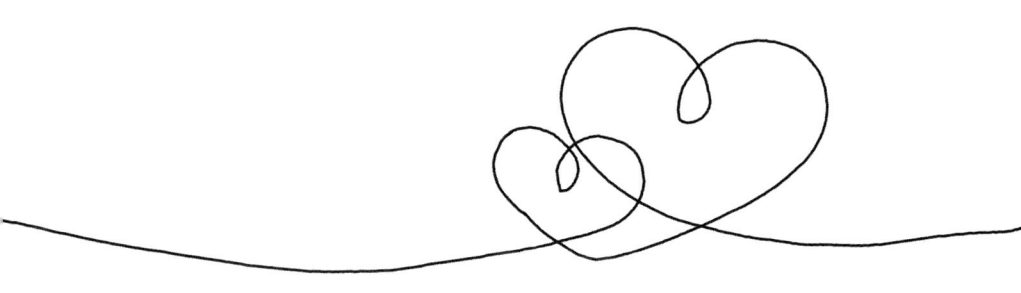

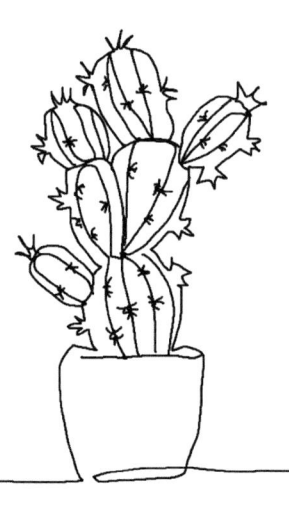

KAPITEL 7
HAIRCARE FROM
AROUND THE WORLD

Nachdem ich mit Kurzhaarschnitt und ohne Freund aus Kanada zurückkam, lebte ich in Wien. Ich wollte neben dem Studieren die Hauptstadt und das WG-Leben kennenlernen. Leider sollten weder das Studium noch die große Stadt meine Vorstellungen erfüllen und bereits nach kürzester Zeit fühlte ich mich einsam und unwohl. »Du ziehst das jetzt durch«, warnten mich meine Eltern, nachdem ich ihnen von meinen Zweifeln berichtete. Mich trieb es hinaus in die große weite Welt, meine Eltern würden diese Entscheidung keinesfalls unterstützen. Weder moralisch noch finanziell.

Meine inneren Bedürfnisse ließen mir aber keine andere Wahl. Ich verkaufte meinen Laptop und besorgte mir ein One-Way-Ticket nach Hawaii. Mir war klar, ich brauchte Strand, Sonne und Meer. Auch wenn ich kein Geld, keine Unterstützung und keinen Plan hatte. Drei Unterhosen, zwei Kleider, ein Paar Flip-Flops, ein Zelt und ein Schlafsack, mehr passte nicht in meinen Rucksack. Mehr brauchte ich auch nicht. Kurze Zeit später landete ich in Honolulu und war bereit für ein neues Abenteuer.

DAS LAND DER BEGRENZTEN MÖGLICHKEITEN

Ich verbrachte die Nächte in meinem Zelt auf den Stränden Hawaiis. Tagsüber lernte ich interessante Menschen von überall auf der Welt kennen. Ich tauschte mich mit ihnen aus, genoss die Sonne und das Meer, lernte zu surfen und fühlte mich endlich stark, selbstständig und erfüllt. Nach etwa einem Monat ging es dann weiter nach L.A. Ich lernte auf Hawaii einen Amerikaner kennen, der mich mit in seine Heimat nahm, wo ich auf seine Kinder aufpasste. Nach zwei Wochen ging es dann bereits zurück in meine Heimat. Ich war wieder in Tirol. Im Sicherheitsnetz meines Umfelds. Erneut befasste ich mich mit einem Studium, nach etwa drei Semestern fasste ich erneut einen Entschluss. Ich verkaufte meine Besitztümer und machte mich auf den Weg zurück nach L.A., um dort in der Entertainment-Industrie durchzustarten. Ohne Arbeitsvisum, ohne finanzielle Mittel und gebrochenen Herzens musste ich zwei Monate später feststellen, dass der Traum der Schauspielerei doch nicht so einfach umsetzbar ist, wie von mir erwartet. Nach einigen Wochen musste ich mir eingestehen, dass ich erst in meiner Heimat erfolgreich sein müsse, bevor ich in Amerika durchstarten kann. Denn nur so könnte ich mein Arbeitsvisum bekommen.

ERKENNTNISSE VOM STRAND

Kurz vor meinem Rückflug besuchte ich ein letztes Mal den Pier. Verträumt scrollte ich auf meinem Handy, bis mir ein Video eines amerikanischen YouTubers unterkam. Er machte sich über eine in Europa noch unbekannte App namens TikTok lustig. Dieses Video beschäftigte mich auch noch nach meiner Rückkehr nach Österreich. Obwohl sich der YouTuber über die App lustig machte, wollte ich ihr Potential austesten. Außerdem sah ich es als eine Art Zeichen. Kommt mein erstes Video gut an, ist vielleicht etwas dahinter. Und siehe da, mein erstes Video mit mir und meinem Doppelkinn hatte prompt 3.000 Aufrufe. Meine Motivation war geweckt. Ich studierte fertig, filmte Videos, integrierte meine Haare, meine Hacks und meine persönliche Geschichte in meinen Account und bin mittlerweile Vollzeit-Bloggerin. Alles wegen einer kurzen Pause am Strand.

WELTWEITE INSPIRATION

Ohne meine impulsive Flucht nach Hawaii, ohne meine Zeit in Amerika und ohne all die horizonterweiternden Reisen, die ich in den letzten Jahren erleben durfte, wäre ich nicht die Anna, die ich heute bin. Ich wäre viel weniger selbstbewusst, wäre nicht so offen und vielleicht auch nicht so erfolgreich mit dem, was ich mache. Auch meine Haare profitierten von meinen unzähligen Auslandsaufenthalten, denn die Geheimnisse, die auf der Welt verborgen liegen, sind unglaublich wertvoll. Obwohl ich eine waschechte und stolze Tirolerin bin, nehme ich gerne Erkenntnisse, Tipps, Tricks und Traditionen aus Ländern mit, die mir besonders viel bedeuten. In Hawaii habe ich beispielsweise nicht nur einen tollen Haircare-Hack entdeckt, sondern ich bin vor allem an mir selbst gewachsen und habe gelernt, mich auf mich selbst zu verlassen. In Island habe ich eine nährende Haarmaske entdeckt, aber auch gelernt, dass wir uns für unsere Körper nicht schämen müssen, und das Nacktheit völlig natürlich ist. In den weiten Wüsten Ägyptens wiederum habe ich neben alten Haar-Traditionen auch gelernt, bescheiden zu sein, denn neben den Pyramiden fühlte ich mich ziemlich klein und unscheinbar. Jedes Land, jede Kultur und jede Erfahrung prägen uns. Reisen gestalten unser Leben mit, sie ermöglichen uns, Dinge anders wahrzunehmen und in meinem Fall bescherten sie mir tolle Haircare-Hacks from around the world. Lass dich von meinen internationalen Hacks inspirieren, teste sie aus, wenn du in ähnlichen Gegenden der Welt unterwegs bist und versuche immer ein offenes Auge und ein offenes Ohr zu haben, wenn du auf Reisen bist. Sei experimentierfreudig und lerne Kulturen, Traditionen, Menschen und Hacks kennen.

HAWAIIANISCHE PAPAYA-MASKE

Eine nette Familie, die ich auf Hawaii kennenlernen durfte, lud mich regelmäßig zum Frühstück ein. Jeden Morgen aßen sie frische Papaya. Den Rest, also das, was übrigblieb und den Saft, der dabei freigesetzt wurde, haben sie sich auf Haut und Haare gerieben. Ich war sofort überzeugt von dieser No-Waste-Mentalität und der Kraft der Papaya. Papaya versorgt nämlich nicht nur dank Beta-Carotin die Haarfaser mit Feuchtigkeit, die tropische Frucht beugt außerdem Schuppen vor, reduziert Frizz und regeneriert kaputte Spitzen. Bist du also demnächst in tropischen Zonen unterwegs, wo die Papaya wächst, dann will ich dich ermutigen, diesen Hack während deines nächsten Urlaubes auszuprobieren!

WAS DU DAFÜR BRAUCHST:

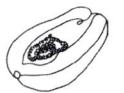 1 Papaya

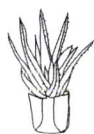 Optional: Aloe-Vera-Gel

ANWENDUNG:

1. Halbiere die Papaya und entferne die Kerne. Iss gerne ein paar Stücke, denn sie ist gesund und schmeckt gut.

2. Schneide die Frucht in Stücke und gib sie in den Mixer. Solltest du keinen Mixer haben, kannst du die Frucht auch per Hand zerstampfen.

3. Füge nun optional ein paar Tropfen Aloe-Vera-Gel hinzu. Hast du eine Pflanze zu Hause, kannst du das Gel direkt aus einem der Blätter extrahieren.

4. Verteile die Masse in deinem Haar und lass sie etwa vierzig Minuten lang einwirken.

5. Spüle dein Haar mit kaltem Wasser aus und wiederhole das Prozedere einmal die Woche, um optimalen Glanz und tiefgreifende Reparatur zu erzielen.

Übrigens: Willst du auch bei dir zu Hause nicht auf eine nährende Maske verzichten, kannst du dir anstatt der Papaya auch lediglich Aloe-Vera aufs Haar klatschen. Das Gel kannst du direkt aus deiner eigenen Zimmerpflanze abzapfen. Da die Papaya eine tropische Frucht ist und einen langen Weg bis zu uns nach Europa zurücklegen muss, ist ihr Verzehr und Gebrauch hierzulande nicht gerade nachhaltig.

KLEOPATRAS HONIG-MILCH-GEHEIMNIS

Die ägyptische Königin Kleopatra ist für ihre Schönheit und ihre Bäder in Milch und Honig bekannt. Sie soll nicht nur ihre Haut, sondern auch ihr Haar damit gepflegt haben, was aus heutiger Sicht gar nicht abwegig ist. Honig ist ein natürlicher Weichmacher, der verknotete und verfilzte Haare entwirrt, der Kopfhaut Feuchtigkeit spendet und Haarbruch verhindert. Außerdem wirkt er antibakteriell, die enthaltenen Antioxidantien helfen gegen Dermatitis und Schuppen. Das beugt nicht nur Haarausfall vor, sondern regt gleichzeitig Haarwachstum an. Anders als Kleopatra verwende ich für meine Honig-Milch-Tinktur pflanzliche Milch. Hafermilch beispielsweise enthält nährende Inhaltsstoffe wie Biotin und Zink, die das Haar zusätzlich stärken.

WAS DU DAFÜR BRAUCHST:

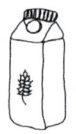 2 Esslöffel pflanzliche Milch

 1 Esslöffel Bio-Honig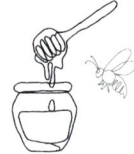

1. Vermische den Honig mit der pflanzlichen Milch. Um das Mischen zu vereinfachen, kannst du Honig und Hafermilch leicht erwärmen.

2. Verteile die Tinktur in deinem feuchten Haar. Fange bei den Spitzen an und arbeite dich bis zum Ansatz hoch. Bei Bedarf kannst du die Menge je nach Dicke und Länge deiner Haare erhöhen.

3. Lass die Maske mindestens zwanzig Minuten lang einwirken, bevor du sie gründlich ausspülst und deine Haare wie gewohnt wäschst.

HEILERDE AUS ISLAND

Ich bin mir sicher, du hast bereits von der Blauen Lagune in Island gehört. Mittlerweile ist dieses Naturspektakel zum Touristen- und Influencer-Hotspot geworden, denn dem dortigen Wasser sowie der Erde und den Algen wird eine heilende Wirkung nachgesagt.

Silicia, besser bekannt als Siliciumoxid, wird in der Vulkanlandschaft Islands in reichhaltigen Mengen, vor allem in Form von Kieselerde, gewonnen. Die darin enthaltenen Mineralstoffe stärken Haare, Nägel und Haut. Ein Mangel dieser Mineralstoffe kann zu Haarbruch, Haarausfall und Hautalterung führen, weshalb die Haarpflege mit Kieselerde eine beliebte, natürliche Technik aus Island darstellt, um dem Mineralmangel entgegenzuwirken. Während meiner Zeit in Island beobachtete ich Einheimische beim Auftragen der heilenden Erde. In Form einer Maske regeneriert Kieselerde unser Haar und beugt Haarausfall vor.

WAS DU DAFÜR BRAUCHST:

 2 Teelöffel Kieselerde

1 Esslöffel Wasser

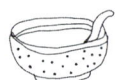 Schale zum Anrühren

1. Je nach Haarlänge ein bis zwei Teelöffel Kieselerde in einem Gefäß mit einem Esslöffel Wasser mischen, bis ein dickflüssiger Brei entsteht.

2. Die Masse nun einige Minuten quellen lassen.

3. Anschließend den Kieselerde-Brei im Haar verteilen, leicht einmassieren und etwa 15 Minuten lang unter einem feucht-warmen Handtuch einwirken lassen.

4. Im Anschluss mit einem milden Shampoo auswaschen.

5. Nach einer Kur mit Kieselerde empfiehlt sich außerdem ein Apfelessig-Rinse, um auch wirklich alle Reste der Erde aus dem Haar zu entfernen.

MEXIKANISCHES KAKTUSFEIGENKERNÖL

Aufgrund der Dreharbeiten zu *Too Hot to Handle Germany* war ich einige Zeit lang in Mexiko. Da ich während der Zeit in der Villa unter gewissen Restriktionen stand, kreisten meine Gedanken um andere Bedürfnisse als Haarpflege. Nachdem wir aber entlassen wurden, ließ ich es mir nicht nehmen, ein paar Tage in Mexiko zu verbringen, die Einheimischen kennenzulernen und mir den einen oder anderen Haircare-Hack anzueignen.

Ich stellte fest, dass die Mexikaner vor allem auf die Kraft des Kaktus vertrauen. Die stacheligen Pflanzen gibt es in Mexiko überall, quasi zur freien Entnahme, der darin enthaltene Saft spendet Feuchtigkeit, beugt Haarausfall vor und macht das Haar elastisch. Der Saft der Kakteen wird dafür gerne in die Kopfhaut und in die Haare einmassiert.

OPUNITA FICUS-INDICA

Vor allem die Kaktusfeige, auch *Opunita Ficus-Indica* genannt, ist bei den Mexikanern in der Haarpflege sehr beliebt. Der Saft der Pflanze ist reich an Vitaminen, Mineralstoffen, Flavonoiden und organischen Säuren. Das daraus extrahierte Kernöl hat starke bioaktive, verjüngende und regenerierende Eigenschaften, weshalb es nicht nur als Haaröl, sondern auch gerne für die Hautpflege eingesetzt wird.

Egal wo auf der Welt ich unterwegs bin, ich halte immer Ausschau nach inspirierenden Persönlichkeiten, interessanten Traditionen und pflegenden Hair-Hacks. Überall auf der Welt wird anders kommuniziert, anders gegessen und anders musiziert. Auch die Haarpflege variiert auf unserem Planeten und wir können uns aus jeder Kultur und aus jedem Land Tipps und Tricks für den natürlichen Umgang mit unserem Haar holen. Manche Traditionen reichen Jahrhunderte oder Jahrtausende zurück und pflegten schon damals die Haare unserer Vorfahren. Noch bevor es chemische Inhaltsstoffe, Silikone und Parabene gab. Oft lohnt sich also ein Blick auf fremde Kulturen, Bräuche und Traditionen, nicht nur um die Haircare-Routine, sondern auch um den Horizont zu erweitern.

In Reykjavík beispielsweise ist das Thema Nacktheit kein Tabuthema. Im Schwimmbad waren alle nackig, egal ob dick oder dünn, behaart oder rasiert. Anders als das bei uns manchmal leider noch der Fall ist, habe ich mich weder während des Schwimmens noch in der Sauna unwohl oder beobachtet gefühlt. Egal wie viele ältere Herren auch gerade dort waren, kein Blick in meine Richtung, denn Nacktheit ist in Island völlig normal. Auf Hawaii gehören Tätowierungen zur Kultur und zur Tradition, während sie bei uns oft noch als Akt der Rebellion, oder gerade von der älteren Generation als Schandtat angesehen werden. Ob neue Hair-Hacks, tiefe Einblicke in andere Kulturen oder neue Sitten und Gebräuche, ich nehme von jeder Reise etwas mit.

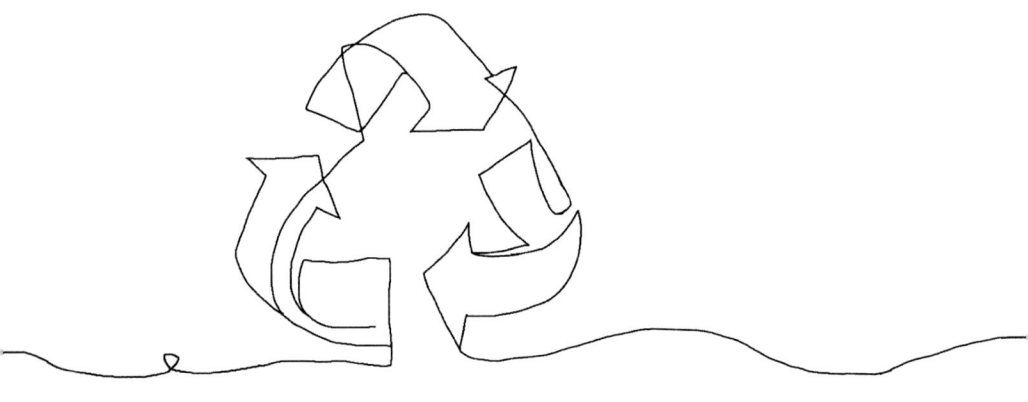

KAPITEL 8
NACHHALTIGE PFLEGE

Nachhaltige Kosmetik liegt im Trend. Noch nie gab es so viele Naturkosmetika, Bio-Shampoos und Produkte frei von Tierversuchen wie heute. In kleinen Bio-Läden oder im Internet ist die Auswahl nachhaltiger Alternativen groß, im Drogeriemarkt und in den herkömmlichen Supermärkten suchen wir allerdings noch immer vergeblich nach der grünen Pflege.

Der Begriff »nachhaltige Kosmetik« ist noch immer kein geschützter Begriff. Er darf also genutzt werden, auch wenn Herstellungsverfahren oder Inhaltsstoffe keiner nachhaltigen Philosophie entsprechen. Wie bereits erwähnt spielen hier außerdem Faktoren wie Greenwashing eine entscheidende Rolle. Nachhaltig ist in der Kosmetik nicht immer gleich nachhaltig. Wie können wir also erkennen, welche Produkte tatsächlich nicht nur unserem Haar, sondern auch der Umwelt guttun?

WAS BEDEUTET NACHHALTIGKEIT?

Grundsätzlich umfasst Nachhaltigkeit die Berücksichtigung sozialer, ökologischer und wirtschaftlicher Aspekte während der gesamten Produktionskette. Im Bereich der Naturkosmetik umfasst das neben der Beschaffung und Verwendung der Inhaltsstoffe auch die Art der Herstellung und die verwendeten Verpackungen und Materialien.

WARUM NACHHALTIG PFLEGEN?

Nachhaltige Naturkosmetik fördert die eigene Gesundheit. Wie wir bereits wissen, sind chemische und sehr ätzende Inhaltsstoffe, bis hin zum Erdöl, sehr gesundheits- und haarschädigend, Stoffe wie Silikone täuschen eine falsche Realität vor, andere wiederum verursachen Juckreiz, Ausschläge und sind sogar krebserregend. Aber die Wahl nachhaltiger Produkte hat noch einen weiteren, größeren und globaleren Effekt. Wir Verbraucher sind diejenigen, die unsere Zukunft, vor allem aber die Zukunft unseres Planeten, maßgeblich mitgestalten. Ähnlich der Wichtigkeit des Wählens einer Regierung, ist auch das Wählen der Produkte, die wir kaufen, von maßgeblicher Relevanz. Wir wählen tagtäglich mit unserem Geld, welchen Unternehmen und welchen Lobbys wir Macht geben.

Mit unseren Kaufentscheidungen können wir dazu beitragen, den ökologischen Fußabdruck der Kosmetikindustrie zu minimieren und eine Zukunft zu sichern, die auf respektvollen und nachhaltigen Praktiken beruht.

ACHTSAMER KONSUM

Achten wir nur auf ein paar Faktoren, so können wir bereits einen Beitrag leisten. Ob Verpackung, Inhaltsstoffe oder die Nutzung regionaler und verfügbarer Ressourcen, die Möglichkeiten sind greifbar und die Umsetzung ist nicht komplex.

VEGANE HAARPFLEGE

Neben der Vermeidung der bereits anfänglich beschriebenen, schädlichen Inhaltsstoffe, solltest du bei der Wahl der Pflegeprodukte außerdem auf das Stichwort »vegan« achten. So kannst du beispielsweise sicherstellen, dass dein Shampoo nicht an Tieren getestet wurde.

RECYCELBARE VERPACKUNGEN

Achte beim Kauf deiner Produkte nicht nur auf die inneren Werte. Auch die Verpackung kann nachhaltige Eigenschaften aufweisen. Immer mehr Firmen setzen auf recycelte Verpackungen, die wiederum zu neuen Flaschen weiterverarbeitet werden können. Andere Firmen greifen zu Glasflaschen, die auch wiederverwertet werden können und im Vergleich zu Plastik langlebiger sind. Eine weitere Alternative sind Refill-Produkte. Die Behälter, die nur einmal gekauft und dann immer wieder nachgefüllt werden können, liegen voll im Trend und tragen deutlich zur Reduzierung von Müll bei.

NATÜRLICHE ÖLE UND REGIONALE PRODUKTE

Natürliche Öle stellen eine nachhaltige Alternative zu Masken, Spülungen und Kuren dar. Neben Glasverpackungen punkten die Öle außerdem mit natürlichen Inhaltsstoffen, die

Haut, Haar und Umwelt schonen. Wie du bereits aus meinen Hacks entnehmen konntest, können auch die Kräuter, die Früchte und das Gemüse aus Omas Kräutergarten als nachhaltige und biologische Haarpfleger verwendet werden. Ob Rosmarinwasser, Brennnesselextrakt, oder Apfelessig-Rinse, die natürlichen Pflege-Booster aus Natur und Küche sind nicht nur preiswert und fördern die Haargesundheit, sie sind außerdem besonders nachhaltig.

Egal in welchen Lebensbereichen, bewusste Entscheidungen für die Umwelt und gegen die Bequemlichkeit oder Gewohnheit zu treffen, ist oft weniger komplex, mühsam und teuer als von vielen Menschen angenommen. Ich erwarte nicht von dir, dass du gänzlich auf Fleisch, Auto und Lieblings-Shampoo verzichtest, aber ich will dir ins Bewusstsein rücken, dass kleine Veränderungen deines Kaufverhaltens nicht nur deine Haargesundheit, sondern auch die Erhaltung unserer Umwelt und der Natur fördern. Die Tiroler Berge sind voller Leben. Die Seen beherbergen Fische, Vögel und Insekten, die alle Teil eines großen Öko-Systems sind. Je mehr Müll wir produzieren, je mehr Schadstoffe durch unsere Pflegeprodukte in den Abflüssen und im Abwasser landen, desto mehr gefährden wir die Vitalität und Vielfältigkeit unserer Natur. Kleine Schritte und nachhaltige Hacks können der Anfang einer großen Veränderung und einer grüneren Zukunft sein.

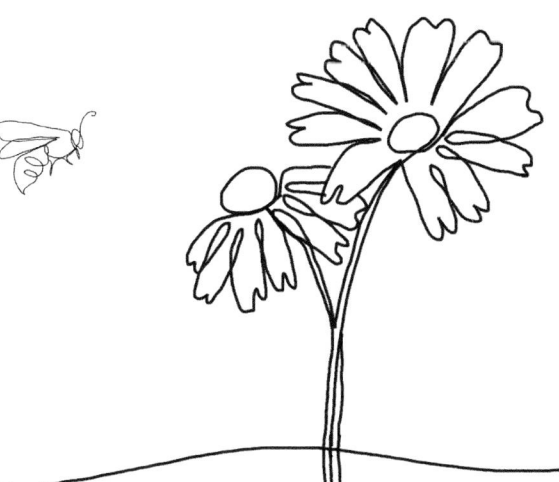

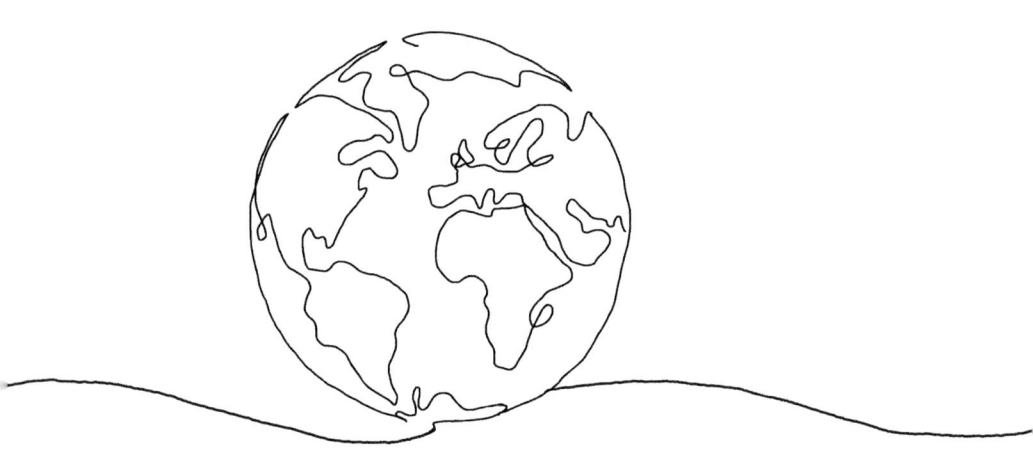

KAPITEL 9
TRITT DEINE REISE AN

Ich will, dass du eine Reise antrittst. Eine Reise hin zu natürlich gesundem Haar und einem positiven Körperimage. Ändere nie dein Äußeres, deine Figur, deine Art oder deine Haarfarbe, nur weil ein Mann, Freund, Partner, ein Familienmitglied oder eine Freundin es von dir verlangt. Lerne dich in deinem eigenen Körper wohlzufühlen, lass Haare wachsen und sprießen, wenn dir danach ist und lebe nach deinen eigenen Vorstellungen, nicht nach denen Hollywoods.

Ich trat meine Reise vor sieben Jahren an. Nachdem ich mich aus Frust von meiner langen Mähne trennte, begann ein neues Kapitel in meinem Leben. Ein Kapitel, in welchem ich der Hauptdarsteller und der Entscheidungsträger bin. Meine nachhaltige Lebensphilosophie integrierte ich außerdem schon frühzeitig in meine Haarpflege, was sich nicht nur positiv auf Umwelt und Haar, sondern auch auf mein Gemüt und mein generelles Wohlbefinden auswirkte. Ich wandte mich von chemischer Haarfarbe ab, wollte dennoch nicht auf Farbe im Leben verzichten und fand Alternativen, die mir eine kurzzeitige Typveränderung, viel Spaß und witzigen Content bescherten. Ich verzichtete auf industriell hergestellte, chemische Pflegeprodukte und fand meine eigenen Rezepte, billig und regional. Außerdem arbeitete ich an meinem Selbstbewusstsein und meinem Selbstwertgefühl.

Auch wenn mich viele Menschen für verrückt halten, mich auslachen, wenn sie meine bunt gefärbten Achselhaare im Schwimmbad sehen, so bin ich endlich mit mir selbst zufrieden. Mit all den Facetten, Farben und Haaren, die ich so an mir habe.

DEIN KÖRPER UND DEIN GEIST VERDIENEN PFLEGE UND LIEBE

Starte deine Reise mit Self-Care. Gönne dir, deinem Körper und deinen Haaren eine ausgiebige Wellness-Einheit, du hast es dir mehr als verdient. Teste dich durch meine Hacks, experimentiere mit Farben, flechte dir Frisuren und versuche dein ideales Pflegeöl und deine individuelle Pflegeroutine zu etablieren. Achte bei deinem nächsten Drogeriemarkt-Besuch unbedingt auf die Liste der No-Go-Inhaltsstoffe und versuche gesunde und wachstumsfördernde Vitamine und Lebensmittel in deine Ernährung aufzunehmen. Vergiss während deiner Reise nicht, dass dein Haar ein Spiegel deines Lebensstils ist. Pflege allein ist nicht ausreichend.

KLEINE SCHRITTE

Wir alleine können die Welt nicht retten. Niemand ist perfekt und gänzlich auf umweltschädliche Inhaltstoffe zu verzichten, völlig klimaneutral zu leben, ist fast unmöglich. Niemand ist perfekt, weder ich noch du, und wir alle machen Fehler. Sei also nicht zu streng mit dir selbst, wenn es nicht immer klappt, wenn dir Ausrutscher passieren, oder wenn du zu einem Produkt greifst, das nicht deiner eigentlichen Philosophie entspricht. Habe außerdem Geduld mit dir selbst und mit deinen Mitmenschen. Niemand kann von heute auf morgen all seine Gewohnheiten ändern, konzentrierst du dich allerdings Schritt für Schritt auf dein nächstes Zwischenziel, dann erscheint der Weg dorthin viel einfacher. Fehler passieren, wir sind keine Roboter. Nähern wir uns langsam und sicher einer nachhaltigeren Lebensweise, so haben wir bereits viel erreicht und einen großen Teil zur Erhaltung unseres Planeten geleistet. Wichtig dabei ist die Achtsamkeit, der Respekt füreinander und auch das Akzeptieren und Verstehen kleiner Fehler und Ausrutscher.

EINE GESUNDE ZUKUNFT

Lass uns gemeinsam eine grüne und gesunde Zukunft sicherstellen. Deine Handlungen, egal wie unbedeutend sie dir erscheinen, bestimmen unsere und die Zukunft unseres Planeten maßgeblich mit. Auch deine eigene Gesundheit, die deiner Haare und deines Geistes profitieren von kleinen Anpassungen deiner Gewohnheiten. Ich arbeite gerade selbst an einer Pflege-Linie, die nicht nur nachhaltig, sondern auch völlig natürlich ist. Ähnlich wie meine Hacks, beruht auch die

Pflege-Linie auf biologischen, natürlichen und veganen Inhaltsstoffen und Praktiken. Ich möchte ein Statement setzen, den etablierten Kosmetik-Giganten beweisen, dass es auch anders geht und Menschen zu nachhaltiger Haircare animieren.

Werde auch du zum Animateur. Teile dein Wissen, teile deine Philosophie und teile die Hacks, die du nun kennst. Gemeinsam macht Haarpflege noch mehr Spaß, und gemeinsam können wir einen Unterschied machen. Worauf wartest du also? Deine Reise beginnt noch heute.

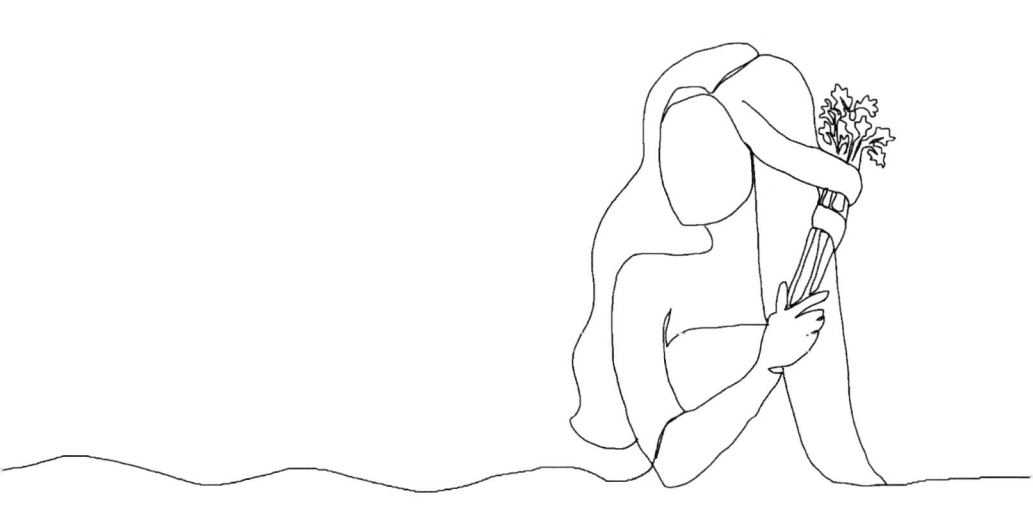

REZEPTE UND FRISUREN

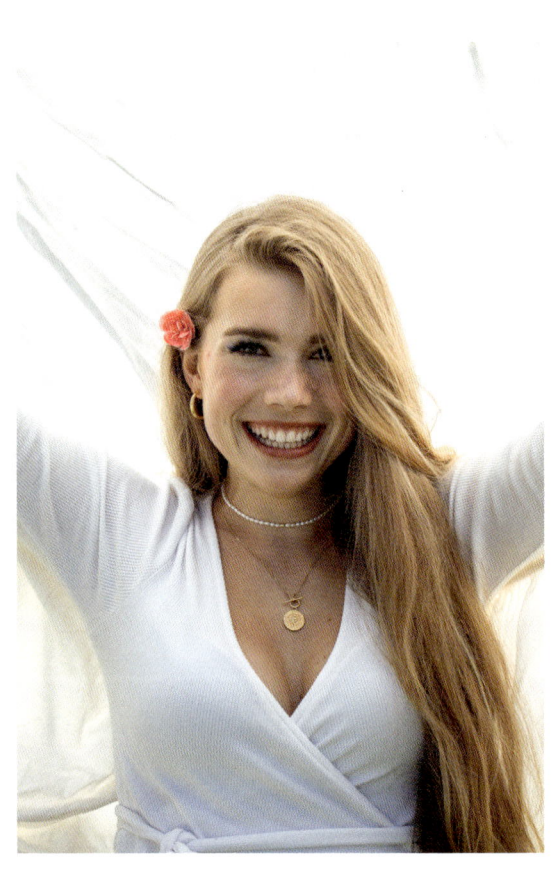

Über Anna:

Anna Strigl, geboren 1997 im Tiroler Ötztal, zählt mit mehr als 2 Millionen Followern zu den erfolgreichsten Influencern Österreichs. In ihren kurzen Videos und Vlogs auf TikTok und YouTube nimmt sie ihre Follower mit auf eine Reise durch ihr Leben und begeistert mit Authentizität und Humor. Das Markenzeichen der Tirolerin sind ihre langen blonden Haare, die sie mit großer Sorgfalt und natürlichen Produkten pflegt.